医学博士
松吉秀武
Hidetake Matsuyoshi

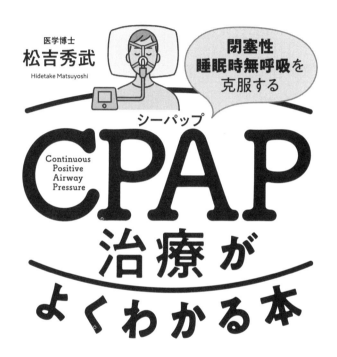

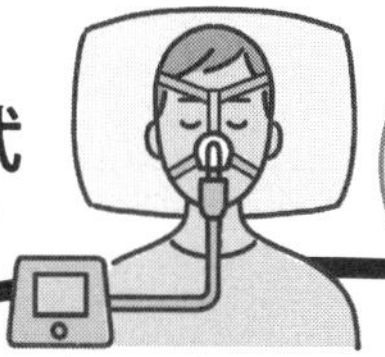

閉塞性
睡眠時無呼吸を
克服する

CPAP《シーパップ》治療がよくわかる本

Continuous
Positive
Airway
Pressure

現代書林

はじめに

耳鼻科医が助けることができる生命がある

中高年にふえてきた閉塞性睡眠時無呼吸（OSA）

夜中に大きないびきをかいて眠っていると思ったら突然、静かになる。息が止まっているようだが数十秒ほどすると「ぶはぁ〜！」と大きな深呼吸。そしてまた大きないびきが始まる。それが、寝ているあいだに何度もくり返される……。

これは、「閉塞性睡眠時無呼吸（OSA）」と呼ばれる疾患です。寝ているあいだに気道が塞がれ、実際に呼吸が止まってしまうのです。

OSAによる窒息状態はひと晩中、何度もくり返されます。本人は目覚めることもありますが、夢の中で気づかぬまま、ということも少なくありません。

睡眠時の無呼吸は、軽度なものも含めれば多くの人が経験している症状で、とくに珍しいものではありません。しかし、ひどい（無呼吸の回数が多い、無呼吸の時間が長いとい

状況	点数
1．座って読書しているとき	0 1 2 3
2．テレビを見ているとき	0 1 2 3
3．公の場所で座って何もしないとき（たとえば劇場や会議）	0 1 2 3
4．1時間続けて車に乗せてもらっているとき	0 1 2 3
5．午後横になって休息するとき	0 1 2 3
6．座って誰かと話をしているとき	0 1 2 3
7．昼食後（お酒を飲まずに）静かに座っているとき	0 1 2 3
8．車中で、交通渋滞で2～3分止まっているとき	0 1 2 3

0：眠くならない。　1：まれに眠くなる。　2：しばしば眠くなる。　3：よく眠くなる。

図1　昼間の眠気をチェックしてみよう（JESS スコア）

JESS スコアは眠気を客観的に評価するためのもので、睡眠時無呼吸をスクリーニングする検査ではない。ただし、11 点以上で日中の眠気が強い方は、受診のうえ検査を受けることをすすめられる（詳細は本文 68 ページ参照）

う）場合には、昼間の眠気や集中力の低下を招き、思わぬ事故につながることも考えられます（**図1**）。

またもう一つ、これは睡眠時の無呼吸がある人が最も注意しなければならない重要な問題なのですが、慢性的な睡眠不足がずっと続くうちに重大な生活習慣病を引き起こすリスクが高くなる、ということです。

さらに、夜間に起こっているひどい窒息状態は、生命にかかわる心臓病や脳卒中を招くことさえあります。

このような結果、睡眠時の無呼吸がある人が治療を行わないと寿命が短くなるという研究報告もあります（26ページ参照）。

放置されがちな睡眠時無呼吸だが……

そこで、ＯＳＡの患者さんに対して、ＣＰＡＰ《シーパップ》（持続陽圧呼吸療法）という治療法があります。患者さんの呼吸が止まらないように、睡眠時に持続的に気道に空気を送る治療です。

簡単な機器を使用する検査を自宅で行ってもらい、睡眠中の無呼吸の回数やその時間などを測定し、結果が「簡易検査の場合、無呼吸低呼吸指数（ＡＨＩ）が40以上の重症」または「精密検査でＡＨＩが20以上の中等症」であれば保険適用でＣＰＡＰ治療を受けることができます。

また最近は、ＣＰＡＰ治療を行う患者さんがふえています。それだけＯＳＡの患者さんがふえている、ということです。ＡＨＩはＡＩ（無呼吸）＋ＨＩ（低呼吸）の合計をいいます（詳細は67ページ参照）。これは大切な用語ですので、67ページで再度反復して覚えてください。

しかし、実際には治療しなければ危ない状況なのに、受診しなかったり、受診してもＣＰＡＰの治療に尻込みする人が少なくありません。あるいは、せっかくＣＰＡＰ治療を開始しても間もなくやめてしまう患者さんが多いことも問題となっています。

睡眠時無呼吸はきちんと、継続的に治療しないと、近い将来に健康上の重大な問題に直面するリスクが高くなります。睡眠時無呼吸という日常的な症状には、じつは生命にかかわるほど重大な疾患を引き起こす危険が内包されているからなのです。

睡眠時無呼吸の恐ろしさ

睡眠時無呼吸は、重大な心臓疾患や脳卒中の引き金になることがあります。

いい換えれば、睡眠時無呼吸をしっかり治療して経過をみていれば、生命にかかわる重大な疾患を予知できる、発作を起こす前に適切な専門治療につなげることができる、ということです。

実際私は、ひどい睡眠時無呼吸があるのにＣＰＡＰ治療を行わなかったために、あるいはその経過観察が適切ではなかったために、重大疾患に陥ってしまった人をみてきました。また逆に、的確にＣＰＡＰ治療を継続したことによって重大疾患の芽が発見され死をまぬかれた患者さん**（第３章症例、巻末論文①②を参照）**もみてきました。

睡眠時無呼吸がある人には、近い将来起こる生死を分けるほどの課題が〝いま〟突きつけられている可能性があります。

自分自身で睡眠時の無呼吸に気づいている人、あるいは家族などから指摘されている人は、まずはその認識が必要です。

生命を左右するほどの重大疾患につながる確率は決して高いものではありませんが、悪化するほど危険性も高くなります。さらに、怖いのは重大疾患だけではありません。

睡眠時無呼吸は「睡眠の質」を悪くします。そのため毎晩、二度三度と中途覚醒《かくせい》に悩まされ、十分な睡眠時間をとって眠っているはずなのに寝足りない、という日々が続きます。つまり、睡眠時間＝睡眠の質ではないのです。これが日中の眠気につながり、勉強や仕事の作業効率の低下を引き起こします。居眠り運転による事故のような、自分自身だけではなく他人の生命も奪ってしまいかねない重大な危険にもさらされているのです。

CPAP治療は継続しなければ意味がない

ＣＰＡＰ治療を行っている患者さんは、日本に65万人くらいいるといわれています（厚生労働省）。ここ数年で急激にふえていますが、さらに「ＣＰＡＰ治療が必要なのに行っていない人」はその何倍もいると推計されています。

２０１９年に発表された報告によれば、日本全国で大きないびきをかく人は２０００万人くらいいて、そのうちの９４０万人以上はＣＰＡＰ治療が必要な人（潜在患者）といわれています。

また本文でも強調するように、ＣＰＡＰ治療は継続して行わなければ意味がありません。基本的に「治す治療」ではなく、「症状をなくす治療」だからです。始めたら基本的に生涯続ける治療なのです。

ところが、ＣＰＡＰを使用している患者さんの10年後の継続率は、５割から７割と報告されています。せっかくＣＰＡＰ治療を始めたのに、多くの患者さんが離脱してしまうのです。離脱すれば再び睡眠時の無呼吸が始まり、将来的な危険性はもとどおり高まることになります。

*

睡眠時無呼吸はなかなか受診されず、治療につながらない。治療を始めてもやめてしまう人が多い。これは非常に危険な状態です。睡眠時無呼吸に対するＣＰＡＰ治療の重要性こそ、私が今回の本で最も強く訴えたいことです。

本書では、

①なぜ睡眠時無呼吸を放置すると危険なのか
②ＣＰＡＰ治療とはどういう治療なのか
③無理なく継続するためには何が必要なのか
④ＣＰＡＰ治療の過程でいかに重大疾患が見つかるのか
などについてわかりやすく解説していきたいと思います。
読者のみなさんの健康長寿のために、良い情報となれば幸いです。

２０２３年４月

松吉 秀武

目次

第4章◉CPAP治療で健康長寿を獲得する

第5章◉「睡眠」によって健康長寿を獲得できる

快適な睡眠を得るためのコツ、10箇条

プロローグ

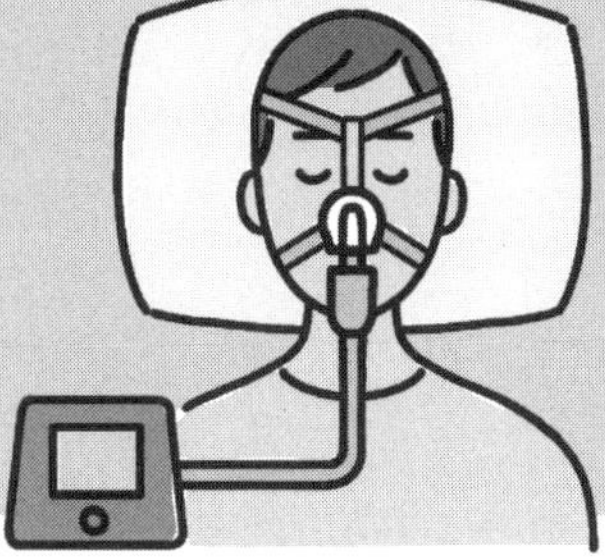

睡眠時無呼吸はできるだけ早い受診を、必要なら治療を

睡眠時無呼吸を放っておくと長生きできない

巨漢外科医の大いびき

熊本大学大学院で腫瘍免疫《しゅようめんえき》の研究を行っていたころ、私はある総合病院の耳鼻咽喉科で外来診療のアルバイトをしていました。30歳前後のころのことです。

その病院には、A先生という巨漢の名物ドクターがおられました。

Aさんは40代前半の外科の先生で、大きな体で毎日エネルギッシュに手術をこなしておられました。大勢の患者さんの治療に、多大な貢献をされていたことと思います。

私は患者さんのために労を惜しまず一生懸命に働く先輩医師Aさんが好きで、当時親しくさせていただいておりました。時間があるときは食事に誘っていただくこともあり、その健啖家《けんたんか》ぶりにも驚かされたものでした。

あるとき、院内でAさんの噂を耳にしました。

「A先生のいびきが尋常でないくらい物凄い」というのです。

Aさんは夜勤も精力的に行っていました。仮眠時のいびきが、体格に負けず劣らず豪快だったようです。

身長は175センチくらいで体重は120キロ以上ありましたから、治療が必要なほどの肥満症です。おそらく肥った舌根《ぜっこん》と咽頭《いんとう》・喉頭《こうとう》周辺の組織が気道を狭くして、睡眠中、呼吸ごとに「ゴォー、ガァー」といびきの爆音を発していたのでしょう。

深夜の院内に轟くA先生のいびきは、すぐに給湯室の雑談のネタとなりました。

しかし噂の内容は、けっして楽しいだけでは済みませんでした。

暗い廊下に響きわたるA先生のいびきはときどきピタッと止まり、1分ほどの静寂のあとで再び盛大に轟く、それが何度も何度もくり返される、というのです。

A先生と年齢の近い同僚医師たちは、閉塞《へいそく》性の睡眠時無呼吸（OSA）を確信しました。

そして、A先生の完全なる肥満体型、かなりの高血圧症なども考え合わせ、A先生の健康上の重大なリスクを本気で心配するようになりました。

「これは、本人にしっかりいって治療させないと大変なことになるぞ」

噂はいつしか、そんな言葉で締めくくられるようになっていました。

脳卒中発症、40代で寝たきり状態に……

A先生といちばん親しかった外科のB先生は、本人に医師仲間の心配を伝えました。B先生は休憩中のA先生を捕まえ、雑談の中でこんな風に切り出しました。

「ところでA先生、先生はひどい睡眠時無呼吸がありますよね。大きないびきがピタッと止まったかと思うと、しばらくして再開する。みんな心配しています、CPAP《シーパップ》（治療）をお考えになったら」

A先生は「いや～申しわけない」と笑ってやりすごそうとしましたが、B先生はA先生の腕を捕まえて真面目な顔で訴えました。

「いまのままだと、いつクモ膜下出血や心筋梗塞《こうそく》が起こってもおかしくない。とても危険な状態だから、すぐにでもCPAPを始めるべきだよ」

A先生は「ああ、考えておくよ」と笑って聞き流し、腕を振り払って去って行きました。

B先生は、その後も院内でA先生を見かけるたびに駆け寄り、すぐにCPAP治療を始めるようA先生にすすめました。ほかの医師たちも、同じように何度も声をかけたそうです。

しかしA先生は睡眠時無呼吸の本当の危険性について理解していなかったのか、意図的に知ろうとしなかったのか、かたくなにCPAP治療を拒みました。深夜の仮眠室からは相変わらず爆音のいびきが聞こえてきており、1分程度の恐ろしい（無呼吸の）静寂が何度もくり返されていたそうです。

それから1か月ほどのことでした。

A先生は脳出血で倒れ、昏睡《こんすい》状態から意識が戻らず、寝たきりの状態になってしまいました。社会復帰は不可能、ということでした。

生活習慣病を引き寄せ、悪化させ、寿命を縮める

睡眠時無呼吸は、大きな苦痛を伴う症状ではありません。軽い場合には、ほとんどの人は気づきません。

来院する患者さんの訴えを聞いても、昼間の眠気に困っている、睡眠不足で疲れが取れない、といった程度です。睡眠時無呼吸自体のつらさで困っている、という人はいません。

ほとんどの患者さんは、心配した家族から受診をすすめられてやって来ます。

家族も気づかない場合や、一人暮らしの患者さんは、症状がかなりひどくても受診まで

に至らないことが少なくありません。

あるいは家族に指摘されても受診しない人も、かなりの数いるでしょう。そして受診してもCPAP治療を拒否する、あるいは使い始めてもやめてしまう、という患者さんも多いのです。

それは、患者さんが近い将来に自分の身に起こりうる重大なリスクに気づいていないからでしょう。A先生もおそらく、たかをくくっていたのだと思います。

しかし、睡眠時無呼吸の悪影響ははっきりしています。

睡眠時無呼吸の恐ろしさを示す研究報告、多数

アメリカの疫学的調査では、「睡眠時無呼吸がある人はない人に比べて寿命が短くなる」という結果が示されています。AI（睡眠時における無呼吸の1時間あたりの回数、67ページ図8参照）が20以上の患者さん群は、20以下の群に比べて、9年後から明らかに生存率が約30％減少していたのです（**図2**）。

また、睡眠時無呼吸をもつ人の3割は生活習慣病をもっている、逆に生活習慣病のある患者さんの3割に睡眠時無呼吸がある、ということもわかっています。

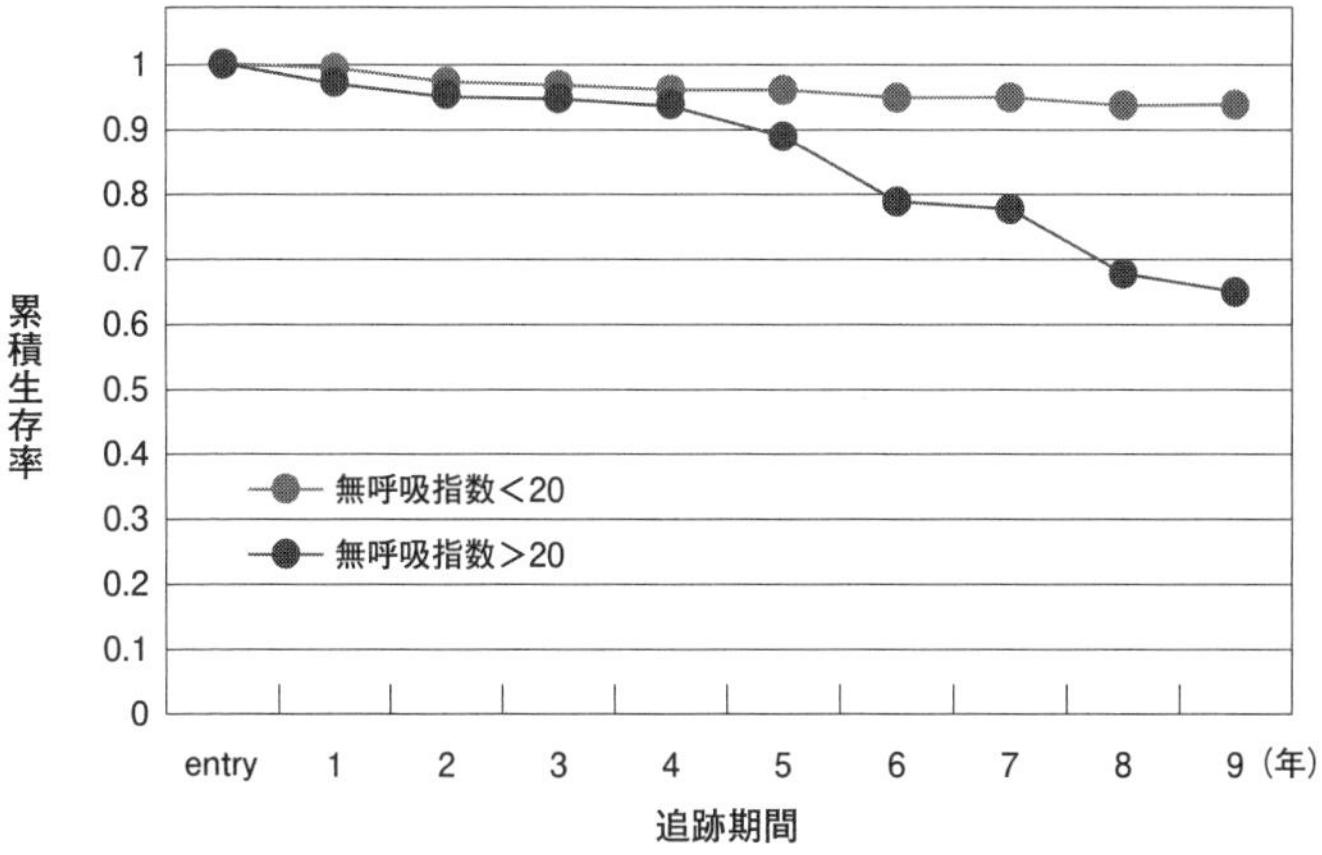

出典：「He Jiang, et al,. Mortality and apnea index in obstructive sleep apnea. Chest 94: 9-14, 1988.」より作成

図２　閉塞性睡眠時無呼吸症の生命予後

つまり、睡眠時無呼吸によって生活習慣病が引き起こされやすくなり、また生活習慣病によって睡眠時無呼吸が起こりやすくもなっている、というお互いに悪い関係にあるわけです。

虎の門病院睡眠センターの報告では、睡眠時無呼吸のある751人の患者さんの63・8%が高血圧症、51・1%が脂質代謝異常、24・6%が高尿酸血症（痛風）、17・7%が糖尿病、5・2%が冠動脈疾患（心筋梗塞や狭心症）、4・5%が脳血管障害（脳梗塞や脳出血）をそれぞれ合併していました。

別の研究（2002年）では、睡眠時無呼吸の手前の段階であるいびきをかく人は糖尿病の発症リスクが5倍高くなると指摘されています。

突然死リスクは約2倍にも

米ペンシルベニア州立大学のAnna Ssentongo博士らの研究グループは、4万2099名の睡眠時無呼吸の患者さん（平均年齢62歳）を対象に、睡眠時無呼吸と突然死との関連についてさまざまな検討を続けました。

その膨大なデータを解析すると、睡眠時無呼吸がある人の「突然死のリスク」は1・74倍に跳ね上がる、という結果が明らかになりました。

睡眠時無呼吸の重症度が上がるほど、突然死のリスクが高まることもわかっています。睡眠時無呼吸が軽度では1・16倍とほとんど変わりませんが、中等度では1・72倍、重度では2・87倍にも跳ね上がります。

突然死のリスクを「心血管疾患による死亡リスク」に限ってみても、睡眠時無呼吸がある人たちは1・94倍と、約2倍も危険性が高まっていることがわかりました。

睡眠時無呼吸だと、なぜ突然死を起こしやすくなるのでしょう。

Ssentongo博士はこれを「酸素不足によって細胞のダメージが大きくなり、老化が加速させられるため」と推論しています。睡眠時無呼吸で起こる酸素不足によって脳や心臓など重要な臓器でダメージが強まり動脈硬化も進むことから、さまざまな重大リスクが起こってくる、ということです。

起きているときに1分間も息を止めていれば、苦しくてたまりません。睡眠時無呼吸のある人はそれを毎晩、寝ながら何度もくり返しているのですから、その積み重ねによるダメージは決して小さくないと想像できます。

ＣＰＡＰ治療で、重大疾患の早期発見・早期治療へ

CPAPを快適に装着、使用できているかが重要

閉塞性睡眠時無呼吸（ＯＳＡ）の治療で使われるＣＰＡＰは、睡眠中の気道（空気の通り道）を確保するための装置です。これを寝る前に適切に装着することによって、いびきは起こらなくなり、呼吸が止まることもなくなります。

中等度以上のＯＳＡの患者さんは、ＣＰＡＰを装着しても無呼吸は起こることがあります。また、慣れない装着に苦痛を感じることもあります。医師は、これにしっかりと対応することが求められます。

幸いなことに、現在のＣＰＡＰは装着した患者さんが睡眠中にどのような呼吸をしていたか、装着の状態がどうだったのかなどの詳細なデータがＳＤカードに残るようになっています。医師はその情報をみて、改善策を探ることができます。

具体的にはマスクの装着法、オペレーション（空気圧）の強さなどを調整し、患者さんにアドバイスして、より完璧な睡眠時呼吸をめざしていきます。医師は、患者さんが不快に感じる部分に対して、しっかりと対応して解決していかなければなりません。

装置への記録だけでなく問診も含めた患者さんからのフィードバックを重要視して、きめ細かく対応することは、患者さんが快適にＣＰＡＰ治療を継続するために非常に重要なことです。

患者さんにとってＣＰＡＰの装着は最初抵抗があるものですが、慣れればぐっすり眠れることの快適さのほうが強くなり、苦もなく続けられるようになります。そのためには、医師が適切な装着を微調整していくことが不可欠なのです。

呼吸ができるようになれば睡眠中も酸素は十分にからだに行き渡るので、毎日の睡眠がいままでのような苦しいものではなく、快適なものになります。

治療中の睡眠時データから大病が予測できる

さらに、重要なことがあります。

それは、ＣＰＡＰ装着中に記録される患者さんの呼吸などのデータから、患者さんの異変を早期に察知できる点です。近い将来に起こりうる重大疾患を予測し、事前に対応することが可能になるのです。

それは、ここ数年のＣＰＡＰ機器の進化で、装着している患者さんの夜間睡眠時のさまざまなデータが詳しく記録できるようになったおかげです。

たとえば心不全や脳卒中が起こりうるときに現れる「チェーンストークス呼吸」（39ページ参照）も、ひと晩で何回、何時ごろというように詳しく記録されるので、患者さんが気づかない段階でも、近い将来に起こりうる生命にかかわる重大疾患にも対処できるケースも出てきたのです。

耳鼻科クリニックでは、生命に直接かかわるような疾患を扱うことはまれです。しかし、ＣＰＡＰ治療をしっかりと適切に続けていくことで、患者さんの生命にかかわるような重大疾患を事前に察知し、専門医にバトンタッチすることができます。患者さんの生命を救うことにつながるのです。

当クリニックで経験した症例は、第３章に詳述しました。

ここ数年で大きく進化したCPAP治療

ＣＰＡＰの装置が進化してより詳しいデータが得られるようになったのは、ここ2～3年のことです。

それまでの機械では、①患者さんがひと晩で何時間装着していたか、②装着中に無呼吸が何回あったか、という2点しか記録されませんでした。

現在では患者さんの詳しい装着状況だけでなく、何時にどういう呼吸をしていたか、無呼吸がどのくらい続いたか等々、眠っているあいだの状況が逐一データとして残るようになっています。

数年前までは、ＯＳＡの患者さんに起こりうる重大疾患のリスクを発見することが不可能でした。私自身、苦い経験があります。

耳鼻咽喉科クリニックを開業して4年目、いまから10年ほど前のことです。

熊本市内の大きな病院でＣＰＡＰ治療を行っていた患者さんが「通院が大変なので自宅から近いこちらに転院したい」と、紹介状をもって来院されました。64歳の女性、Ｃさんです。

Cさんは数年前から問題なくCPAP治療を継続されていました。転院されて私がみるようになっても、使い方は上手でした。本人も、睡眠中にいびきをかかない、熟睡して中途覚醒もほとんどない、快適に眠っているなどと治療に満足していて、CPAPの効果も表れていました。

睡眠中のデータをみると無呼吸（AI）の回数も少なかったので、とくに改善点もなく治療を継続していました。

ところが数か月後、Cさんはクモ膜下出血を起こし、車椅子生活を余儀なくされてしまったのです。

睡眠時無呼吸の大きなリスクは回避できる

患者さんのCPAP詳細データを検討するようになったいま思うのは、おそらくCさんは、ひと晩の無呼吸回数は少なかったものの、それぞれの無呼吸の時間が長かったのではないか、ということです。

現在は患者さんの睡眠時無呼吸が何秒続いたのかが正確に記録されますが、当時は回数だけでした。

回数は少なくても、1回ごとの無呼吸が長い患者さんは珍しくありません。これは、機械の空気圧を少し強くして呼吸を助けることで解決できることがあります。しかし無呼吸の時間がどのくらいだったかというデータが明らかではなかった当時は、そのような対処ができなかったのです。

Cさんに起こったクモ膜下出血と睡眠中の酸欠状態の因果関係は、科学的に明らかではありません。しかし、もし現在のようにCPAP装着中の詳細なデータをみることができていれば、長い無呼吸のデータをみて詳しい検査を行いますし、さらに危険性を認めれば専門医に紹介することができたかもしれません。

現在、当院では400名程度の患者さんがCPAP治療を行っていて、すべて睡眠中の詳細データを月に一度、注意深く検討しています。重大疾患リスクに気づいて紹介状を書くこともあります。Cさんのことを想うと、とても残念な思いにとらわれます。

＊

ひどい睡眠時無呼吸がある人のすべてに、生命にかかわる心臓疾患、脳疾患が起こるわけではありません。しかしすでに指摘したように、その危険性は、睡眠時無呼吸がない人よりも高いのです。そして、現在ではCPAP治療によってその危険性を事前に察知し対応することができるようになっている、ということが重要です。

気道が圧迫されて起こる閉塞性睡眠時無呼吸（ＯＳＡ）は、基本的には治療で治るものではありません。危険な（不快な）無呼吸という毎日の症状を回避するために、この治療は行われます。

その重要性については、ここまでで概略おわかりいただけたかと思います。

では、まず睡眠時の無呼吸、とくに閉塞性睡眠時無呼吸（ＯＳＡ）を理解していくことから始めましょう。

第1章

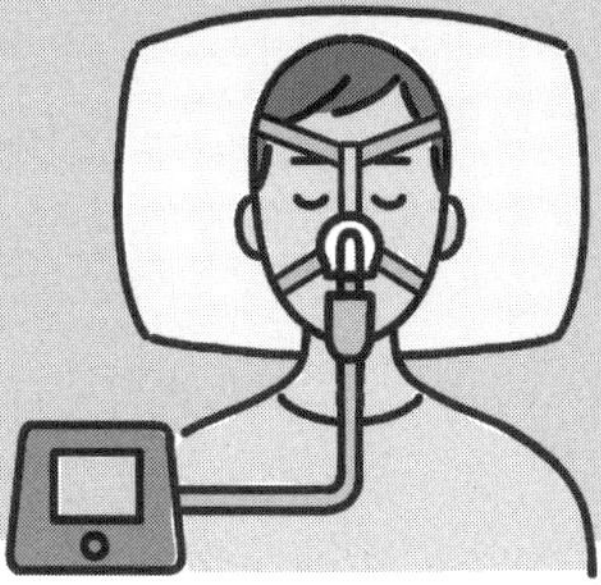

閉塞性睡眠時無呼吸（OSA）で命を落とさないために

睡眠時無呼吸は、どのような病気なのか

ほとんどは閉塞性の睡眠時無呼吸

最近ふえている睡眠時無呼吸症候群（Sleep Apnea Syndrome;：ＳＡＳ）ですが、そのほとんど（約９割）はいびきの延長で起こる「閉塞性睡眠時無呼吸」（Obstructive Sleep Apnea：ＯＳＡ）です。

いびきは、寝ているときに気道（空気の通り道）が大きな舌根やのどによって塞がれる（呼吸が邪魔される）ことで起こります。それがさらにひどくなって気道がぴったりと塞がれてしまうと、呼吸の空気は物理的に通過できず、無呼吸に陥ります。これがＯＳＡが起こる仕組みです。

診療ガイドラインでは、「閉塞性睡眠時無呼吸（ＯＳＡ）」は成人のものと小児のものに分けられています。

A. 閉塞性睡眠時無呼吸障害群

1. 閉塞性睡眠時無呼吸 (OSA) 成人
2. 閉塞性睡眠時無呼吸 (OSA) 小児

B. 中枢性睡眠時無呼吸障害群

1. チェーンストークス呼吸を伴う中枢性睡眠時無呼吸（CSR-CSA）
2. チェーンストークス呼吸を伴わない身体疾患による中枢性睡眠時無呼吸
3. 高地周期性呼吸による中枢性睡眠時無呼吸
4. 薬物または物質による中枢性睡眠時無呼吸
5. 原発性中枢性睡眠時無呼吸
6. 乳児期の原発性中枢性睡眠時無呼吸
7. 未熟性に伴う原発性中枢性睡眠時無呼吸
8. 治療時出現中枢性睡眠時無呼吸

図３　睡眠時無呼吸症候群の分類

小児のＯＳＡは、アデノイドや扁桃腺肥大が原因で起こる（つまり治癒可能である）のに対して、成人のＯＳＡは肥満や飲酒など一般的な生活習慣病リスクと同様の生活要因から起こる（治癒は期待しにくい）ので、診療上区別されているのでしょう。

本書で扱うのは、成人の閉塞性睡眠時無呼吸（ＯＳＡ）です。以下「ＯＳＡ」と表記していきます。

チェーンストークス呼吸を伴う中枢性睡眠時無呼吸

睡眠時無呼吸症候群にはこの閉塞性のもの（ＯＳＡ）のほかに、まれに脳神経に原因がある中枢性のものがあります（**図３**）。

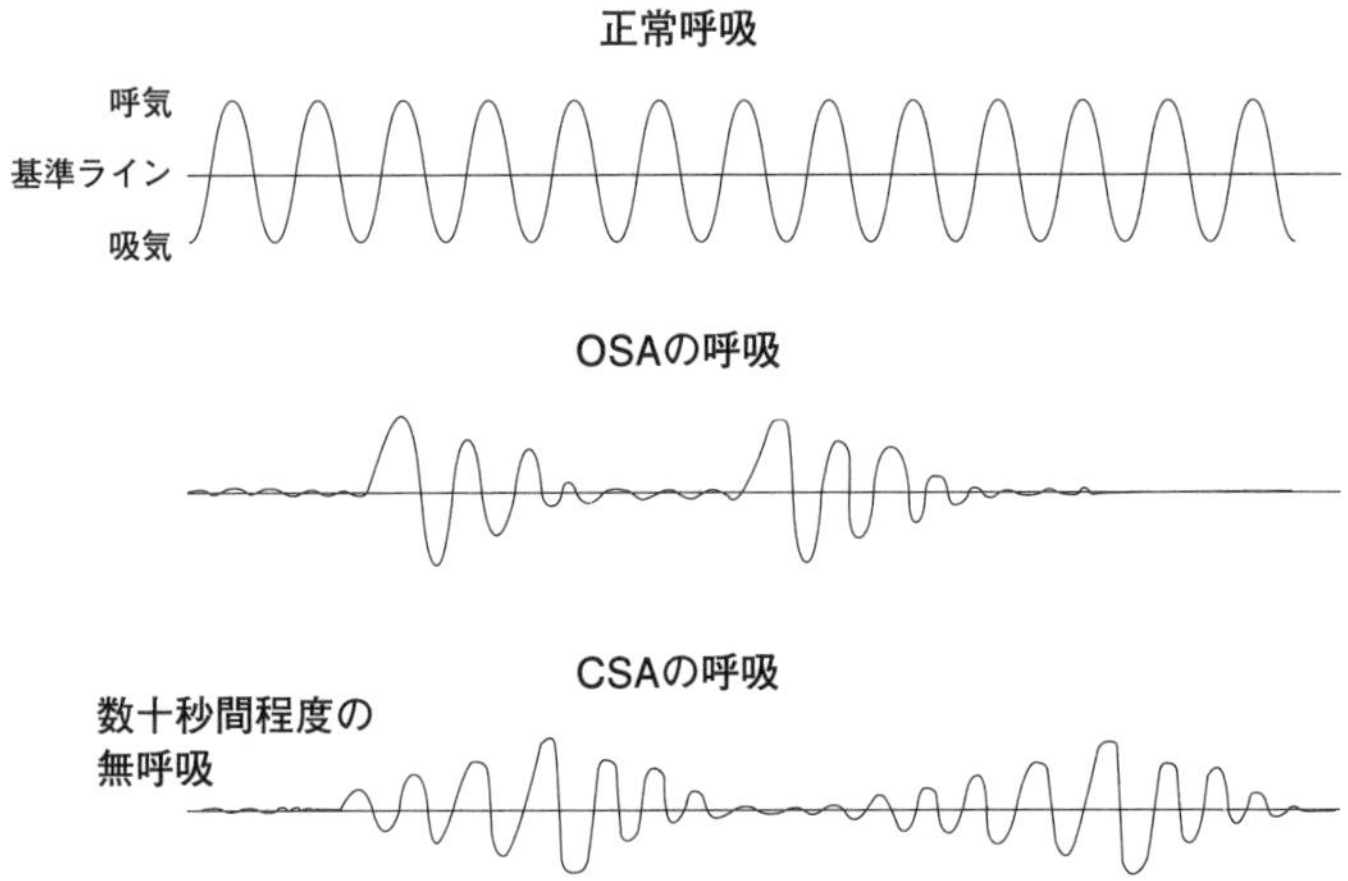

図４　チェーンストークス呼吸とCSA呼吸

呼吸というものは、いかにぐっすり深く眠っていても止まることはありません。それは眠って意識がなくなっても中枢神経が常に「吸って〜、吐いて〜」と、呼吸筋に指令を出しているからです。

しかし、心臓機能の低下や脳血管障害などがあると、睡眠時に中枢神経から呼吸の指令が来なくなり一時的に無呼吸になることがあります。

これが「中枢性睡眠時無呼吸」（Central Sleep Apnea：CSA）と呼ばれるものです。なぜ起こるのかは、よくわかっていません。

中枢性睡眠時無呼吸はさらにいくつかに分類されていますが、とくに重要なのが「チェーンストークス呼吸を伴うかどうか」というポイントです。

「チェーンストークス呼吸」というのは、睡眠時に小さな呼吸から少しずつ大きくなっていき、最大まで大きくなったあとで再び小さくなっていき、やがて完全に停止する（睡眠時無呼吸）、そして次の呼吸再開後にもまた小さな呼吸から少しずつ大きくなって最大から小さくなり、呼吸が止まる、ということをくり返すものです（図4）。

重症うっ血性心不全の患者さんの30〜50％にこのチェーンストークス呼吸が起こるとされています。

チェーンストークス呼吸をひと晩で何度もくり返すと、体内の二酸化炭素が著しく増加して脳血管障害や心臓病を引き起こしやすくなります。ひどい場合には中枢機能が極端に低下し、そのまま呼吸停止に陥って死亡する危険性もあります。

チェーンストークス呼吸があるかないかは非常に重要であるため、中枢性睡眠時無呼吸は「チェーンストークス呼吸を伴うか伴わないか」で分類されています。

OSAでもチェーンストークス呼吸のチェックが必要

ＣＰＡＰ治療を行っているＯＳＡの患者さんは、月に一度受診して睡眠中のさまざまなデータをSDカードで提示します。その呼吸データの中に、ときにチェーンストークス呼吸がみられることがあります。それは決して珍しいことではないようです。

睡眠時無呼吸症候群の9割はいびきの延長で起こるOSAですが、OSAの患者さんでも睡眠中の呼吸の詳細なデータを調べると中枢性睡眠時無呼吸が混じっていることがあるのです。

すでに述べたように、数年前までのCPAP装置では患者さんの睡眠中の詳細なデータを記録することができませんでした。チェーンストークス呼吸も同様です。

現在では、この特徴的な呼吸の出現がひと晩で何回、何時に起こったかまでを含めて記録されるようになっています。したがって月に一度の受診時に、過去1か月でチェーンストークス呼吸が起こったのかどうかがチェックできるようになっています。もし発見されれば、迅速に精密検査を行い、必要なら専門医の治療を受けなければなりません。

チェーンストークス呼吸のチェックは、OSAの患者さんに対しても非常に重要になるわけです。

閉塞性睡眠時無呼吸（OSA）の起こるメカニズム、症状

起きている人はOSAにならない

ＯＳＡは、睡眠中に落ち込んだ舌などによって気道が塞がれて起こると述べました。なぜ、そのようなことが起こるのでしょうか。

そもそも気道というのは、舌の奥のほうでかなり狭くなっています。しかし、起きている人に無呼吸は起こりません。いかに肥満がひどく、舌も大きい人でも、起きているときに気道が塞がれることはありません。

呼吸は、ふだん意識して行っているものではありません。それは、無意識の中でも中枢神経が呼吸に必要なさまざまな筋肉群（上気道開大筋群など）にいつも指令を出して、呼吸させているからです。

呼吸に関連する筋肉群が連動することによって、狭い気道は塞がれないように保持され、

体外と肺のあいだで空気を出入りさせることができているから、起きているときにOSAが起こることはないのです。

OSA発症のメカニズム

中枢神経のはたらきは、寝ているときも変わりません。しかし、寝ている姿勢によっては、呼吸筋のはたらきがあっても気道が塞がれてしまうことがあります。お酒に酔って筋肉が弛緩した状態で睡眠に入ればなおさらです。

図5は、成人に多いOSAがどのようにして起こるかを図解したものです。

とくに仰向けで寝ている場合には、重力によって下顎《あご》が矢印方向に後退します。それによって口が開いてしまうこともあります。舌の根本も押し下げられ（舌根沈下）、気道は圧迫されて狭まります。

もともと口蓋垂《こうがいすい》（いわゆるノドチンコ）が長い人、アデノイドや扁桃の肥大がある人、肥満で咽頭部の体脂肪が多い人などは、さらに気道は塞がりやすくなります。これらはいびきの準備が整っていることを示しています。

また、気道が塞がり気味になってくると鼻からの呼吸が苦しくなり、口呼吸になります。

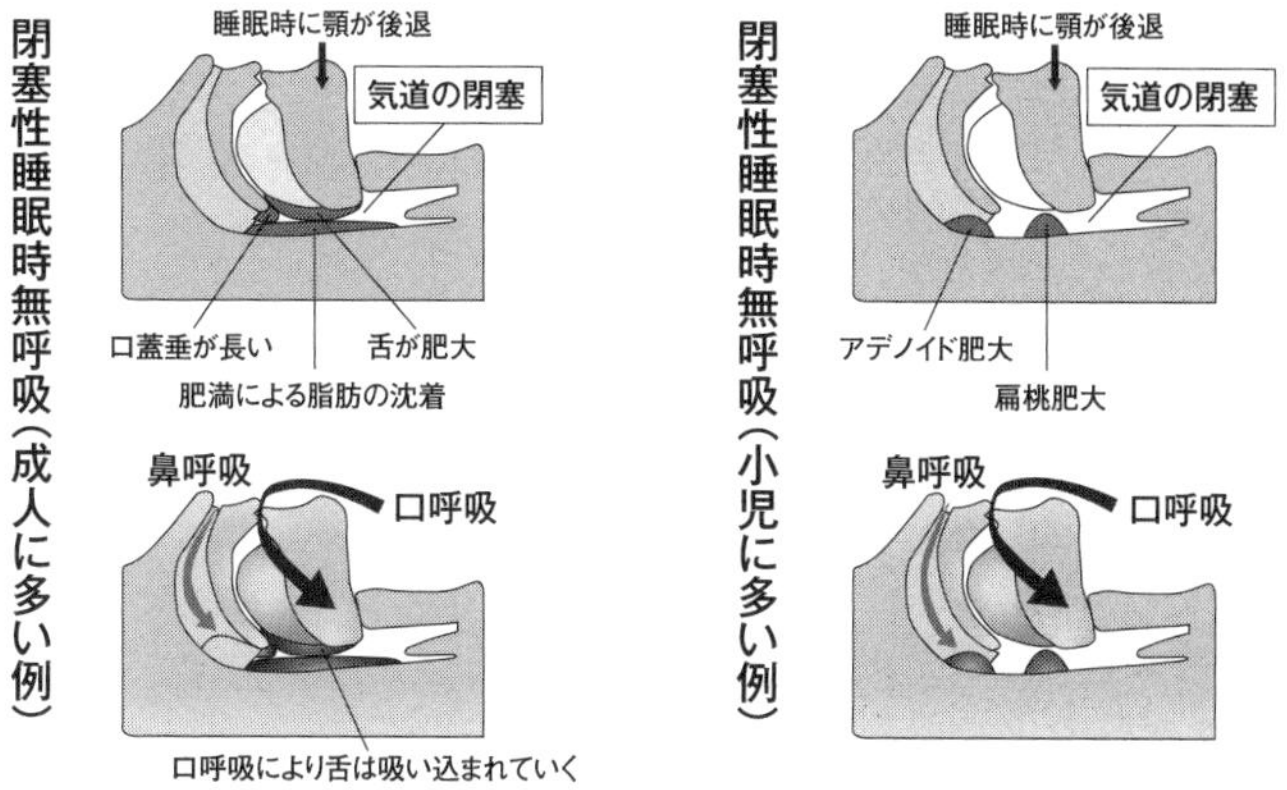

図５　閉塞性睡眠時無呼吸（OSA）はどのようにして起こるのか

口呼吸になると舌根部はさらに下に沈み、気道は狭くなり、いびきはどんどん大きくなっていきます。

さらに口呼吸が続けば呼吸は次第に浅くなり、低呼吸（ＨＩ）と呼ばれる状態になっていきます。押し下げられた舌根部と咽頭後壁のすき間はどんどん狭くなり、ついに密着して無呼吸状態になるというわけです。

いびきや口呼吸は、ＯＳＡの発症の前段階であり、これが本格的なＯＳＡを起こしていくわけです。

ＯＳＡはいびきの延長で、肥満や扁桃腺肥大などがあると起こりやすいのです。アルコールをたくさん飲んで酔っぱらって、あるいは徹夜明けなど疲れ切って仰向けで寝たときにも起きやすいものです。これはとくに肥満がなくても、普通に起こります。慢性鼻炎などで鼻閉（鼻づまり）があるため口呼吸が習慣になっている人も、ＯＳＡを起こしやすいといえるでしょう。

鼻呼吸と口呼吸

ここで、鼻呼吸と口呼吸について触れておきたいと思います。

同じ空気なのだから鼻から息を吸っても口で息をしても同じだろうと思うかもしれませんが、人間のからだは鼻で呼吸するようにできています。口呼吸が習慣化していると、さまざまなマイナス点が出てくることを覚えておいていただきたいと思います。

まず鼻呼吸であれば、仰向けで寝ても前述のような舌根沈下は起こりにくく、いびきもかきにくくなります。それは、鼻腔から気道に入る吸気（吸い込む空気）の流れによって、物理的に舌根部を持ち上げて、舌の落ち込みを防いでくれるからです。

後述するＣＰＡＰ治療も、鼻から機械的に空気を送り込むことによって舌根部を持ち上げ、気道の狭窄《きょうさく》を妨げているわけです。

一方、仰向けに寝ているときに鼻閉があることなどで口呼吸になっていると、口から肺へ流れていく気流の力と舌の重みによって舌が吸い込まれ、どうしても舌根沈下が起きやすくなります。

また、口呼吸による空気の流れは舌を声門のほうへ押し込む力になり、気道狭窄が起こっていびきが発生するようになります。その延長がＯＳＡであるということは、前述のとおりです。

鼻閉と睡眠の質、CPAP治療の関係

少し余談になりますが、私の長男が小学生のときの自由研究で「鼻閉と昼間の眠気との関係」を調べた結果でも、鼻炎のトラブルが睡眠を悪くしていることが明らかになりました。

強いアレルギー性鼻炎である長男は、自分自身で①抗アレルギー剤を内服して睡眠、②そのまま睡眠、③鼻栓をして睡眠の３パターンで睡眠をとり、それぞれ昼間の眠気のスコア（日本語版エプワース眠気尺度）を調べてみました。

結果は、みごとに③、②、①の順で眠気スコアが高値でした。

長男の研究結果は、鼻呼吸で睡眠をとることがいかに睡眠中の熟睡を誘うのか、そして

昼間の眠気を改善させるかを示唆していました。

後述するように、鼻閉はCPAP治療の大きな妨げになります。鼻閉による口呼吸も、鼻呼吸のさまざまなメリットが失われてしまいます。したがって、CPAP治療とともに鼻閉の治療を行うことはとても重要になってきます。

眠っていても睡眠の質はガタ落ち

睡眠中にいびきをかく、さらにはOSAに進んだとしても、本人は気づかず眠ったままというケースは少なくありません。眠りながらいびきをかき、眠ったまま呼吸が止まるのです。

しかし本人は眠ったままですが、体内では大騒動になっています。呼吸で供給される酸素はエネルギー変換のために常に不可欠ですから当然です。

脳の呼吸中枢は、無呼吸になったことを察知するやいなや、呼吸を再開するように懸命に指令を出します。しかし気道は閉塞していますから、呼吸筋も最大限の力を発揮して窒息から逃れようとします。心臓も脳へ血液を送ろうとして頑張ります。

呼吸の力を全力で合わせてようやく呼吸再開となるのですが、気道は狭いままですからすぐにまたいびきが始まり、しばらくすると呼吸が止まる、呼吸中枢がまた指令を出す、呼吸筋群が頑張る……。これをひと晩中くり返しているわけです。

こうして朝まで目覚めることなく眠っていたとしても、脳と心臓はひと晩中起きていたことになります。

脳もからだも深い睡眠が必要ですが、ＯＳＡがあるとそれができません。このため起きても午前中から眠く、集中力や作業効率の低下につながります。また、高血圧などの身体的な慢性症状を引き起こすのです（１６１ページ参照）。

閉塞性睡眠時無呼吸（OSA）の放置は、なぜ恐ろしいのか

突然死リスクが高まり、寿命も短くなる

本書のプロローグにおいて、「睡眠時無呼吸がある人は寿命が短くなる」というデータを示しました。AI（睡眠時無呼吸の1時間あたりの回数）が20以上の人は、20以下の人に比べて9年後以降の生存率が約30％低下していたのです（26ページ参照）。

また、OSAがあると突然死のリスクが高まることもわかっています。軽度では1・16倍ですが中等度になると1・72倍、重症では2・87倍に跳ね上がります。

「心血管疾患による死亡リスク」だけをみても約2倍に危険性が高まっています。

OSAがある人の3割は生活習慣病をもっている、あるいは生活習慣病がある人の3割にOSAがある、というデータもあります。生活習慣病はじわじわと老化と慢性病の進行を速め、将来の健康的な老後を壊していきます。

ＯＳＡがあると、なぜ不幸な病気につながりやすいのでしょうか。

ＯＳＡは自分で気づかないことも多いくらい、本人には大した症状ではないかもしれません。しかし睡眠中に何回も、あるいは何十回も呼吸が止まることで体内で酸素不足がたびたび起こり、これによって細胞のダメージが少しずつ蓄積されます。老化が加速し、血管が傷み、さまざまな生活習慣病につながっていくのです。

あるいは、脳や心臓など一刻も活動を止められない重要な臓器では脳卒中や心臓病などによる突然死のリスクが高まっています。

ＯＳＡの症状と同じようにそのリスクが蓄積されていることは本人にはわかりません。しかしたかをくくって放置していれば、知らないうちに確実にリスクは高まっていき、最終的には重大疾患につながりかねない、ということになります。

以下、寿命を縮めたり突然死のリスクを高めるような疾患に対して、ＯＳＡがどのようにリスクを大きくしているのかについて、みていきます。

心不全のひきがねとなる閉塞性睡眠時無呼吸（OSA）

ＯＳＡは第一に、心臓に直接大きな負担をかけています。

ＯＳＡの検査（ＰＳＧ：終夜睡眠ポリグラフィー。67ページ参照）を受けた、心房細動の既往歴のない３５４２名を調べた研究では、心房細動の発症頻度はＯＳＡがなければ２・１％だが、ＯＳＡがあると４・３％に上がると報告されています（Gami AS, et al：J Am Coll Cardiol 2007：49（5）：565-571）。

ＯＳＡによって心臓停止につながりかねない心房細動のリスクが2倍以上も高くなる、というのです。

また重症の睡眠時無呼吸がある患者さん群は、ない群に比べて夜間の心房細動の発生頻度が4倍以上高かった、という報告もあります（Mehra R, et al：Am J Respir Crit Care Med 2006：173（8）：910-916）。

いずれも睡眠時無呼吸症が起こるたびに心臓への負担が大きくなることを示しています。

心臓は無呼吸でいかに負担を受けるのか

睡眠時に呼吸が止まると、体内ではどのようなことが起こるのでしょう。

からだは、呼吸が止まるたびに一過性の低酸素状態、および高二酸化炭素状態に陥ります。これによって自律神経がたかぶります。ぐっすり眠れず、夜中に何度も目覚めることで、さらに自律神経のたかぶりはエスカレートします。

自律神経は、交感神経と副交感神経が交互にはたらいて私たちの活動のリズムをつくっています。眠っているときは副交感神経が優位になり、そのおかげでリラックスして骨格筋や臓器を休ませることができます。血液循環や血圧もゆるやかでOKとなり、心臓もゆったりとしたリズムで休養できるのです。

睡眠中くり返し呼吸停止が起こると、交感神経が優位のままで、副交感神経がはたらくようになりません。これを毎晩、長年続けることで心臓機能は疲弊し、悪化し、心不全を発生させたり悪化させたりします。

また、睡眠中に呼吸が止まると、無意識のうちに呼吸しようと頑張るため（つまり気道が閉塞しているのに無理に空気を吸い込もうとするために）、胸腔《きょうくう》内には過剰な陰圧が発生します。

この胸腔内の陰圧の力は、心臓が拍動しようとして心臓の壁を収縮する力を邪魔することになります。動いている心臓が、ギュッと鷲掴《わしづか》みされるようなものです。

さらに胸腔内で陰圧の力が増すと、静脈から心臓に戻ってくる血液の量がふえます。このため心臓の右心室の容積が急激に大きくなり、心臓に負担がかかります。

このとき同時に無呼吸による酸素の欠乏も起こっているわけですから、心臓の拍動は弱まり、全身への血液供給は不足していくのです。

心臓への負担が脳血管障害のリスクも高める

ＯＳＡは、脳卒中のリスクも高めます。

脳の血管が破れて出血したり（脳出血、クモ膜下出血など）、動脈硬化で血管が塞がって血流が止まってしまう（脳梗塞）のが脳卒中です。救命に一刻を争うこともありますし、麻痺や言語障害などの重大な後遺症を残すことも少なくありません。寝たきりの原因ともなります。

冬の明け方や朝起きたばかりで脳出血を起こし、救急病院に運ばれる人が多いのは、温かい布団から急に寒いところに出て急激に血圧が上がるためです。気温が低い脱衣所から急にお風呂の熱いお湯につかるようなことも、同様の理由で危険といわれています。急激な血圧の変化は、とくに高齢者には危険です。

それと同じことが、ＣＰＡＰ治療を行っていないＯＳＡの患者さんにも起こっています。無呼吸による酸素不足から逃れるために、からだ（心臓や自律神経）は血液をもっとた

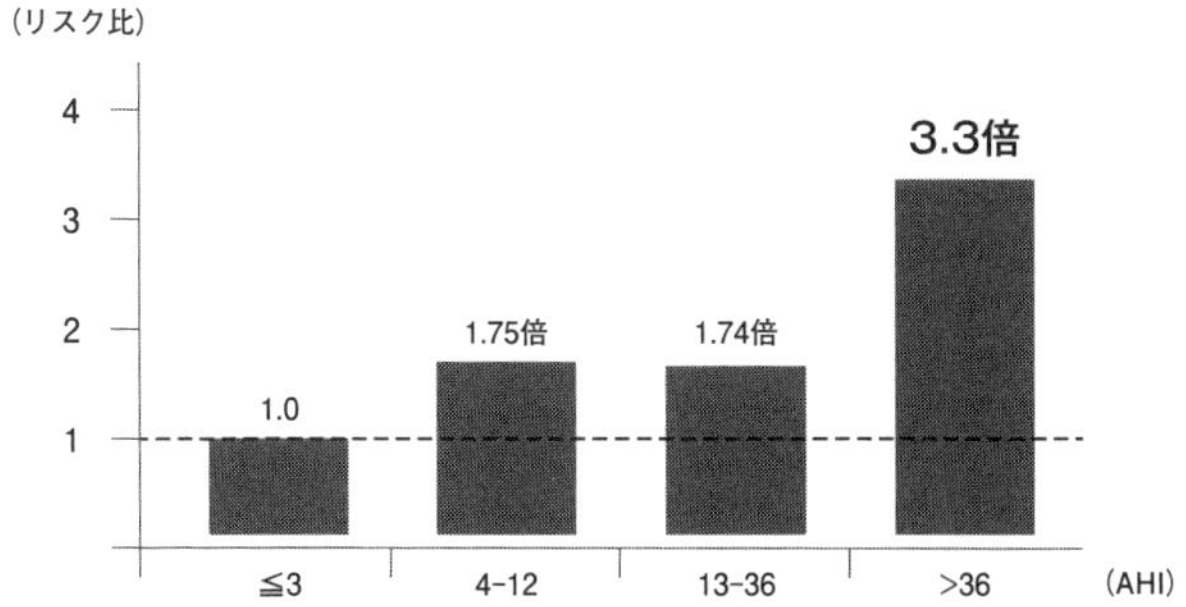

出典：HP「睡眠時無呼吸なおそう.com」より作成

図６　睡眠時無呼吸の重症度と脳卒中発症リスクの関係

くさん流そうとして急激に血圧を上げます。治療が必要なレベルのＯＳＡの人は、毎晩何十回とこのような危険な状態にさらされていることになります。

また、前項で述べたＯＳＡが心不全リスクを高めるような状況（胸腔内の陰圧増大）は、心臓の負担が大きくなることによって、同時に脳梗塞などを起こしやすい状況もつくっています。

ひどいＯＳＡを放置していることは、毎晩くり返される無呼吸ごとに「危ない橋をわたっている」ようなものなのです。

１０２２人の患者さんを約３年間にわたって追跡調査した研究によると、睡眠時無呼吸の重症例では脳卒中・脳梗塞の発症リスクが３・３倍になると報告されています（**図６**）。

中等度以上のＯＳＡがある人の多くに肥満があり、

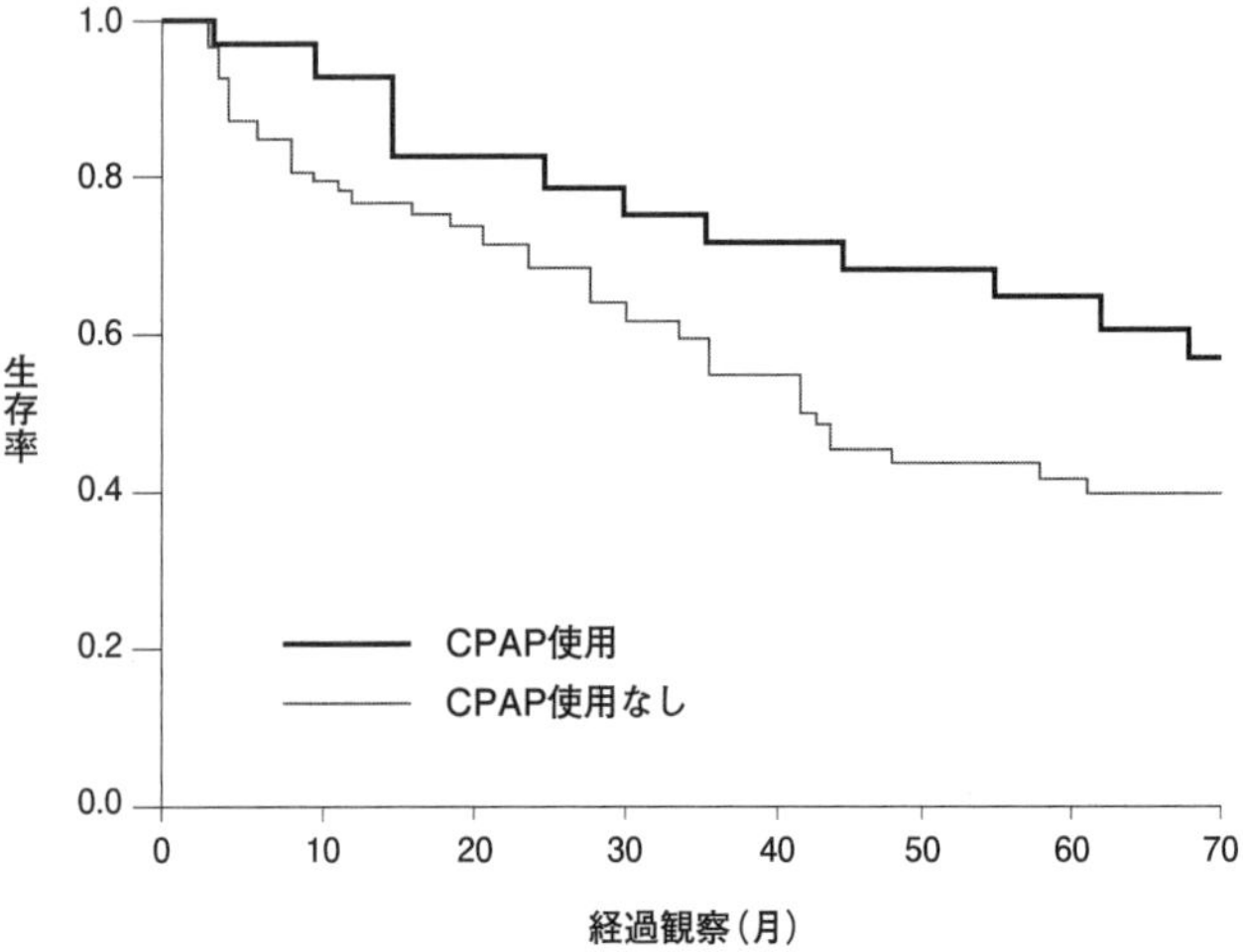

出典：「Martínez-García MA, et al,. Continuous positive airway pressure treatment reduces mortality in patients with ischemic stroke and obstructive sleep apnea: a 5-year follow-up stud. AM J Respir Crit Care Med 180: 36-41, 2009」より作成

図７　睡眠時無呼吸を合併している脳梗塞患者に対するCPAPの効果

さらに高血圧や高脂血症を併せてもっているケースも多くなります。それは、動脈硬化が進んでいる可能性も示しています。こうした要因も加味されて、ＯＳＡの人は脳卒中を起こしやすい傾向にある、と考えられているのです。

睡眠時無呼吸を合併している脳梗塞の患者さんに対して、後述するＣＰＡＰ治療を行うことによって死亡率が引き下げられた、という報告もあります**（図7）**。

OSAの放置は認知症への近道

高齢者の増加とともに、認知症

がふえていることがいま問題になっています。

認知症の原因となる病気などの要因は単純ではありませんが、一つの大きなリスクとして、脳細胞への血流の悪化があげられます。

患者さんが気づかない小さな脳梗塞が認知症の直接的な原因になっていることは指摘されていますし、脳卒中の後遺症として起こるタイプの認知症も少なくありません。

脳の血流不足がなぜ認知症の原因になるのかというと、いうまでもなく脳細胞への血液による酸素供給量が減るためです。それはＯＳＡで毎晩、何十回と呼吸が停止して、全身への酸素供給量が減ることとなんら変わることではありません。

実際、ＯＳＡの患者さんは認知症を起こしやすいことが研究で明らかになっています。

米国在郷軍人健康管理局による研究では、４００万人以上を対象に調査を行った結果、ＯＳＡのある群はない群と比べて認知症発症リスクが１・１８倍高いことがわかっています。また、認知症のない65歳以上の女性２９８人を平均４・７年追跡した結果、ＡＨＩ（無呼吸低呼吸指数。ＡＩ：無呼吸＋ＨＩ：低呼吸の合計。詳細は67ページ図８参照）が15以上のＯＳＡがある人は軽度認知機能低下および認知症を発症するリスクが１・８５倍高くなることがわかりました。

ＯＳＡの患者さんは日中の集中力が低下することを訴えますが、同時に記憶力の低下や、通常なら問題なくできる仕事でミスをするという総合的な認知機能の低下を示していることも少なくありません。

それは一時的であるとしても、ＯＳＡによる脳の酸素不足によって起こる可能性は高く、認知症へのリスクが高まっている状態と判断できます。

いまはまだ大丈夫でも、根本の原因であるＯＳＡを改善させないかぎり、認知症への道を閉ざすことはできません。ここでも、きわめて重大な未来の可能性がある、ということを理解すべきです。

閉塞性睡眠時無呼吸（ＯＳＡ）は高血圧を進行させる

睡眠中に呼吸が停止したとき、からだはすぐに酸素不足を感じて血圧を急激に上げます。それをひと晩で何回もくり返す日々が続くと血管ダメージは大きくなり、昼間の安静時の血圧レベルも上昇させる可能性が高くなります。

研究データでも、ＯＳＡの患者さんの50％が高血圧で、高血圧の患者さんの30％がＯＳＡであるという統計があります。

もちろんこの結果は、OSAの発症が年齢や肥満と相関関係にあるため、同じリスク要因をもつ高血圧の発生率と合致しているだけ、と考えることもできます。

しかし、やはりOSAと高血圧は相互に直接的な因果関係があるようです。

スペインで行われた研究成果をみてみましょう。血圧正常な約1900名がいかに高血圧を発症していくかについて12年あまりにわたって追跡した研究では、CPAP治療を拒否していたOSA群(平均AHI37・1)は非OSA群(平均AHI2・6)に比べて、高血圧になった人が約2倍に達しました。一方、CPAP治療群ではむしろ高血圧になる人は少なくなっていました。

つまり血圧が正常でも、ある程度以上のOSAがあれば高血圧になりやすく、CPAP治療を行うことでそのリスクはおさえること(予防)ができる、という結果です。

OSAがあると高血圧になるのは、やはり無呼吸から起こるストレスによって睡眠中も交感神経が高ぶったままになるから、という理由が考えられます。また、OSAによる動脈硬化の進行や体内の血圧調整システム(RAA系:レニン-アンジオテンシン-アルドステロン系)の亢進《こうしん》によって血圧が上がる、ということも考えられています。

高血圧は血管の老化によって起こるもので、さまざまな生活習慣病の原因や悪化にかかわっています。高血圧自体が寿命の長さと深い関係にあります。OSAは、その高血圧の発症を促すことがわかっているのです。

糖尿病との関係はどうなのか

OSAを起こすようになる要因は、まず肥満、そして加齢です。

肥満と加齢をリスクとする生活習慣病といえば、代表的なものが糖尿病でしょう。

したがって、この2つが合併することは少なくありません。実際、糖尿病の外来患者を調べたイギリスの研究では、2型（成人型）糖尿病の患者さんの65%にOSA（AHIが5以上）があることがわかっています。

血糖を調整するインスリンのはたらき方にトラブルを起こす2型糖尿病の発症がOSAによって促進されるかについては、現在のところはっきりとした結論は出ていません。肥満による内臓脂肪が糖尿病を引き起こしているという要因を完全に排除して、OSAの糖尿病の発病リスクを調べることが難しいからです。

しかし、その可能性はないともいえません。

若くて肥満のない健康的な男性（つまり2型糖尿病になるリスクをもっていない人）を

対象とした研究では、ＯＳＡがインスリン抵抗性（インスリンホルモンの作用が効かなくなって血糖値が上がる状態）を高める可能性が認められています。

また、糖尿病ではないＯＳＡの患者さんを11年間にわたって調査した研究でも、睡眠時の無呼吸や低呼吸がインスリン抵抗性を高める可能性が示されています。

糖尿病は動脈硬化を進行させ、心臓や腎臓に重大な合併症を起こす恐ろしい病気です。寿命を縮める生活習慣病の中で総本山ともいえる疾患で、治療も簡単ではありません。糖尿病になると明らかに寿命が短くなる、ということもよく知られています。

肥満とＯＳＡがある人は、早い段階で治療を検討することをおすすめします。

また、肥満と睡眠不足との関係も指摘されています（１５９ページ参照）。

睡眠時無呼吸症候群によるものと思われる不慮の事故

健康面のリスクのみならず、重大事故の可能性も

睡眠中の呼吸停止は、当然ながら睡眠の質をきわめて悪くします。中等度以上のOSAの場合には、睡眠中にずっと、呼吸停止とはいかないまでも「息苦しい」程度の呼吸困難の状況が続いていることになります。

毎晩、質の良い深い眠りを十分に得ることができず、一定の睡眠時間をとっても朝起きたとき「寝た気がしない」「眠い」という毎日がくり返されます。結果として、日中はいつも眠気に悩まされることになります。

この日中の眠気は、当然ながら仕事や勉強の作業効率を落とします。作業の正確性や質も落とすことでしょう。これは大きな損失です。

職業によっては、それがとんでもない大事故を起こしてしまう危険につながります。

日中の眠気が原因と考えられている事故は、これまでもたくさん報告されています。以下、いくつか紹介しましょう。

運転士が眠ったまま8分間走っていた新幹線

2003年2月26日、山陽新幹線東京行き「ひかり126号」の運転士は、福山駅を発車してから約8分間にわたって居眠り状態となりました。約800名の乗客を乗せた新幹線は岡山駅に到着する手前になってもスピードを落とさず、ATC(自動列車制御装置)によって所定よりも約100メートル手前でようやく自動停止しました。

車掌が運転席に行って確認すると、運転士は座ったまま眠っていました。福山駅を出てから約8分間にわたって、居眠りをしていたのです。

当時は睡眠時無呼吸による日中の眠気はよく知られておらず、「病気ではない」という本人の申告もあって新大阪まで運転が行われましたが、後日の検査で睡眠時無呼吸症候群(SAS)だったことがわかりました。

運転士は体重が100キロを超える肥満症で、「5~6年前から睡眠中に何度も目が覚める」ということを周囲に話していたそうです。

「居眠り」の危険はいつも隣合わせ

最も重大で深刻な被害をもたらす出来事といえば、原子力発電所の事故でしょう。過去の事故でも、作業員の睡眠時無呼吸によるヒューマンエラーがかかわっていることがわかっています。

1979年の米国・スリーマイル島原子力発電所事故では、炉心溶融《ろしんようゆう》（メルトダウン）が起こって燃料の45％（62トン）が原子炉圧力容器の底にたまるという大変なことが起こりました。作業員の睡眠不足によるミスが原因とされています。

1986年のウクライナ・チェルノブイリ原子力発電所事故では、4号炉が融解して爆発、大気中に推定10トンもの放射性物質が放出され、ウクライナ、ベラルーシ、ロシアなどを汚染しました。その原因についてはさまざまな議論がありますが、作業員の操作ミスによるとされています。

原子力発電所の事故以外にも、1886年のスペースシャトル「チャレンジャー」の爆発事故（米国）、1989年のアラスカ沖におけるタンカー（エクソンバリデス号）座礁による原油大量流出事故、1995年の客船「スタープリンセス号」座礁事故（米国）など、いずれも睡眠時無呼吸による作業中の居眠りが原因に深くかかわっているといわれています。

人災による大事故をもたらす可能性がある職業に就いている人はもちろん、そうでない一般の人も、クルマの運転や危険物を扱う機会がないわけではありません。睡眠時無呼吸による日中の眠気を軽視してはいけません。

どのような状況であればＯＳＡを疑って受診すべきか、次項で述べていきます。

該当する人、心当たりのある人は早めに受診を

「無呼吸」と「低呼吸」が1時間に5回以上

眠っているあいだに無呼吸になることは、じつは珍しいことではありません。ＯＳＡと診断されない人も、睡眠中ときどき無呼吸になることはあります。睡眠中に少しでも呼吸が止まればＯＳＡで治療が必要なのか、生命に危険があるのかというと、もちろんそんなことはありません。

睡眠時無呼吸症候群（ＳＡＳ）の『診療ガイドライン２０２０』では、ＯＳＡについて無呼吸の程度や頻度の数値から、**図8**のように定めています。これが基本的な診断基準となります。

「無呼吸（Apnea）」は、完全な呼吸停止が10秒以上続いた状態です。ＡＩ（Apnea index）は、無呼吸が睡眠中1時間あたり何回起こったかという数値です。

無呼吸（Apnea）　10秒以上の呼吸気流の停止
AI（Apnea index）　１時間あたりの無呼吸回数

低呼吸（Hypopnea）
正常安静時呼吸の30％以上の呼吸気流低下が10秒以上かつ
血中酸素飽和度の3％以上の低下
HI（Hypopnea index）　1時間あたりの低呼吸回数

AHI（1時間あたりの無呼吸低呼吸回数）＝ AI ＋ HI
AHIが5〜15で軽症、15〜30で中等症、30以上で重症

閉塞性睡眠時無呼吸AHI≧5

CPAP保険適応基準
終夜睡眠ポリグラフィー（PSG）検査（主に入院して行う）にてAHI≧20、
簡易型無呼吸検査（自宅でできる）にてAHI≧40

図８　閉塞性睡眠時無呼吸（OAS）の定義

「低呼吸（Hypopnea）」は、呼吸で肺を出入りする空気量が正常より30％以上少なく、さらに血中酸素飽和度（血液中の酸素量）が正常より３％以上低い状態が10秒以上続いた状態をいいます。ＨＩ（Hypopnea index）は、低呼吸が睡眠中１時間あたり何回起こったかという数値です。

そして、このＡＩとＨＩを足した数値（ＡＨＩ）が５以上の場合に、ＯＳＡと診断されます。なお、中枢性の低呼吸が１時間に５回以上ある場合、また全体の睡眠時無呼吸の半分以上が中枢性の無呼吸や低呼吸である場合には、中枢性睡眠時無呼吸（ＣＳＡ）と診断

されます。

自覚症状を調べてみよう

無呼吸（ＡＩ）や低呼吸（ＨＩ）の定義はわかりましたが、はたして自分が睡眠中1時間のあいだにそれぞれ何回あるのか、数えられるわけではありません。

したがって、診断確定のためにはどうしても受診して検査を受ける必要があります。

日中の眠気で困っている、仕事で集中力の低下が心配だ、大きないびきで悩んでいる、という人は一度ＯＳＡの診療を行っている内科あるいは耳鼻咽喉科クリニックを受診して検査を受けてみることをおすすめします。

１９９1年に英国でつくられた日本語版のＪＥＳＳスコア（4ページ図1参照）は、自分自身の日中の眠気の程度を客観的にチェックできるものとして活用されています。

自分の日常生活を想定して、8つの状況で「うとうとする（数秒から数分眠ってしまう）可能性の程度を4段階で評価するものです。これはＳＡＳの診断スクリーニングではありませんが、眠気の程度がわかるので参考にできます。

睡眠中に窒息感を感じることがある、喘《あえ》いで起きることがある、そのときよく悪夢を見ている、家族に大きないびきを指摘される、というような人でJESSスコアの結果が11点以上であれば、受診をおすすめします。

いびきや日中の眠気などを訴えてSASの外来を受診すると、問診があり、OSAなどの疑いがあれば「簡易無呼吸検査」が行われます。携帯型の検査機器によって、自宅での睡眠中の呼吸状態、心拍数、酸素飽和度、いびきの状態などを調べることができます。

起床時の頭痛はOSAかも

OSAはそれ自体が症状ともいえますが、そこからいくつかの特徴的な症状（健康上不都合なこと）も起こってきます**（図9）**。

OSAを示す症状としては、大きないびき、中途覚醒、日中の眠気や集中力の低下などがありますが、意外に知られていないのが「起床時の頭痛」です。

毎朝、起きると頭痛があるが、起きて30分〜1時間が経過すると知らないうちになくなっている。このような症状は、睡眠中にたびたび無呼吸が起こったため血液中の二酸化炭素がふえていることが考えられます。

二酸化炭素は酸素を使ったエネルギー代謝の結果として体内に発生しますが、それは血

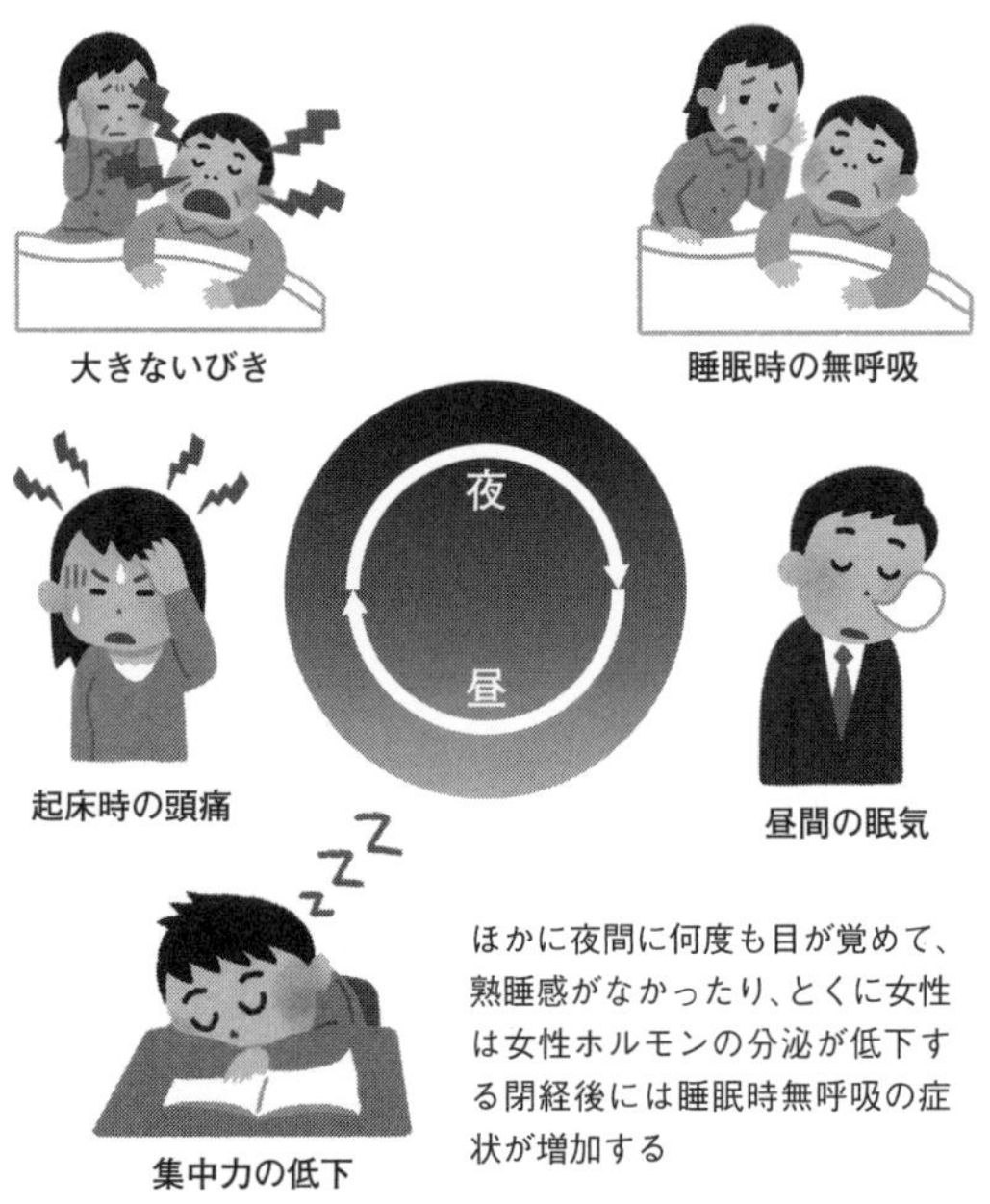
大きないびき
睡眠時の無呼吸
夜
昼
起床時の頭痛
昼間の眠気
集中力の低下
ほかに夜間に何度も目が覚めて、熟睡感がなかったり、とくに女性は女性ホルモンの分泌が低下する閉経後には睡眠時無呼吸の症状が増加する

図９　閉塞性睡眠時無呼吸の症状

液によって回収され、肺で呼気（吐く息）とともに体外に出されます。激しい運動を行うと筋肉の細胞がたくさんの酸素を使い、二酸化炭素もふえます。酸素不足になるので、心臓は拍動をふやしてどんどん血液を送るようになります。

このとき血管にも変化が起こります。二酸化炭素がふえたということは酸素が欠乏していることなのだから、血管は血液中の二酸化炭素がふえると自然に拡張して、血液の流れる量をふやそうとするわけです。

ＯＳＡで酸素が欠乏すると、体内には二酸化炭素がふえていきます。眠っていても、からだは体温維持などの基礎代謝に必要なエネルギーを消費しているので二酸化炭素は存在しますが、それがさらにふえていくわけです。すると血管が拡張します。

とくに脳細胞はたくさんの酸素を消費します。睡眠中の無呼吸で酸素不足になり二酸化炭素がふえると、脳の血管は「もっと酸素を」と、血管を拡げます。脳の血管は細いものですがたくさんありますから、それらが一気に拡張して脳細胞を圧迫するようになります。これが、早朝の頭痛の原因です。

起きて通常の呼吸ができ、酸素供給が安定すれば、拡張した血管はすぐに戻るので頭痛も収まるというわけです。朝の頭痛、夜中に起きたときの頭痛は、ＯＳＡの可能性を示す一つの症状ということになります。

しかし、このような不快な症状について、患者さんは自分のＯＳＡが原因とはなかなか考えません。受診が遅れてしまう理由になります。

肥満はOSA最大の危険因子

ＯＳＡを引き起こす最大の危険因子は、肥満です。肥満が進むと体脂肪が増加するために、舌根やのど自体も太く大きくなります。そのため気道が狭まっているところに、肥満があると舌根沈下が起きやすくなるのでOSAになっていくのです。

体重が10％ふえると、中等度のOSAを発症するリスクが6倍になることがわかっています。また、重症の肥満症では低換気症候群（酸素不足や二酸化炭素増加による諸症状）になる危険も高まります。また、睡眠不足は肥満に影響します（159ページ参照）。

性別では男性に多く、女性の2〜3倍とされています。それは女性ホルモンに上気道を拡張する作用があることも関連があると考えられています。

年齢としては、男女ともに70歳代まで頻度が増加しますが、女性ホルモンが少なくなる閉経後の女性は同年齢の男女差の頻度も小さくなっていきます。高齢の女性は男性と同じようにOSAが起こりやすくなる、ということです。

そしてもう一つの危険因子が、頭蓋骨や顎の骨の形です。生まれつき顎が小さい人は上気道も狭く、年齢や肥満などの要因と重なったときに発症率は高くなるようです。

昔の日本人は小さいころから固いものを奥歯でしっかり噛んで育っていたので、顎の骨が発達している人が多かったものです。しかし、おいしく食べられるように加工されているものを購入して食べる習慣が一般的になってから何十年もたった現在、若い人の顎も小さくなっています。歯並びが悪くなるのも、顎の骨の発達と関係があります。

いま日本でＯＳＡがふえている背景には、このような食の変化、現代人の骨格の変化も要因としてあるようです。

家族の言葉を聞き流してはいけない

ＯＳＡは、将来的に大きな危険をはらんでいる問題であるにもかかわらず、治療すべきレベルにあっても受診されないケースが非常に多いことに大きな課題があります。

また後述するように、受診してＣＰＡＰ治療をスタートしたとしても、やはり最初はＣＰＡＰのマスクを装着して眠ることに抵抗があり、その効果を体感し快適睡眠を獲得して習慣化できる前に、治療から離脱してしまう患者さんが多いことも問題です。

４ページに掲載したＪＥＳＳスコアをお試しされたでしょうか。本書を手に取って読んでＪＥＳＳスコアも試したという読者であれば、おそらく正しい判断で受診という行動を選択できると思います。

しかし、中等度のＯＳＡがありながら放置している人のほとんどは、そのリスクを知らぬまま毎日を過ごしています。

睡眠中の呼吸停止は、家族のほうが怖さを理解していることが少なくありません。プロローグで紹介した例を持ち出すまでもなく、周囲は「呼吸してない」ということから死という最悪の結末を連想するからです。本人は苦しさをさほど自覚していないので、その危機意識はありません。

どのような病気でも、家族の意見が患者さんの治療動機として重要な役割を果たすことが少なくありません。とくにＯＳＡでは、家族の心配はそのまま額面どおりに受け取って、しっかり受診し、適切な対処をすることが大切です。

ＯＳＡの治療は、ＣＰＡＰと呼ばれる装置を使って睡眠時の無呼吸を起こさせないようにします。機械で呼吸させられると感じるのか多くの人は尻込みしがちですが、正しく適応させればぐっすり眠れるメリットが大きく、快適に習慣化できます。

次の章で、このＣＰＡＰ治療について詳しくみていくことにしましょう。

第 2 章

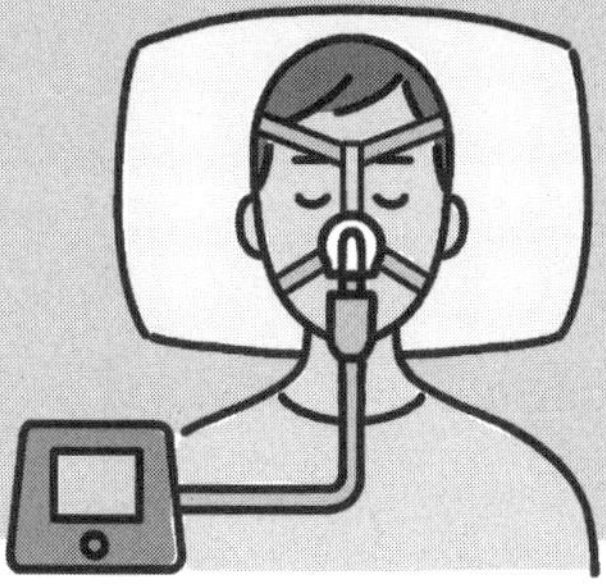

閉塞性睡眠時無呼吸（OSA）をしっかり治療するCPAP治療

「健康寿命」と「快適な毎日」のためにCPAPを

治療が必要な場合にはCPAP

閉塞性睡眠時無呼吸（OSA）に対して現在最も効果がある治療法として普及しているのが「CPAP（Continuous Positive Airway Pressure：持続的陽圧呼吸療法）治療」です。「シーパップ」と呼びます。

OSA、つまり睡眠中に気道が閉塞して呼吸が停止することは誰でも起こりうる一般的な症状といえますが、その程度が中等度以上、さらに重症ともなると治療が必要となります。第1章で詳しく述べてきたように、ひどいOSAが毎晩続くことによって質の良い睡眠が十分に取れないことの弊害が非常に大きくなるからです。

OSAがひどくなると慢性的な日中の眠気や集中力の低下だけでなく、心臓に大きな負担をかけ続け、心臓病や脳卒中といった生命にかかわる重大な疾患リスクを高めるということは、これまで強調してきたとおりです。

もう一つおさらいしておくと、ＯＳＡの診断は睡眠中1時間あたりの無呼吸回数および低呼吸回数の合計値（ＡＨＩ）によって判断されます。ＡＨＩが5以上になるとＯＳＡと診断されますが、この段階ではＣＰＡＰの適応にはならず、ＯＳＡの起こらないような寝方や生活習慣の改善で様子をみることになります。

ＣＰＡＰ治療がすすめられるのは、終夜睡眠ポリグラフィー（ＰＳＧ）検査でＡＨＩが20以上（簡易型無呼吸検査ではＡＨＩ40以上）の場合です。これは保険適用となり、現状では3割負担で毎月５０００円程度の費用で治療が行えます。

ＯＳＡは「無呼吸」という症状が大きな問題を引き起こす可能性があるため、とにかく「患者さんの睡眠中の呼吸を確保すること」を優先して考えられます。つまり対症療法です。というのも、ＯＳＡは気道が狭いという先天的な、あるいは幼いころからのからだの形状が根本的な原因となっており、この要因を取り除くことは困難だからです。

肥満は生活習慣によって起こるＯＳＡの重大なリスク要因ですが、気道がしっかりと確保できるまでダイエットすることも困難ですし、できたとしても時間がかかります。ＯＳＡの治療（症状をなくすこと）は、すでに述べた理由から、できるだけ早くスタートした

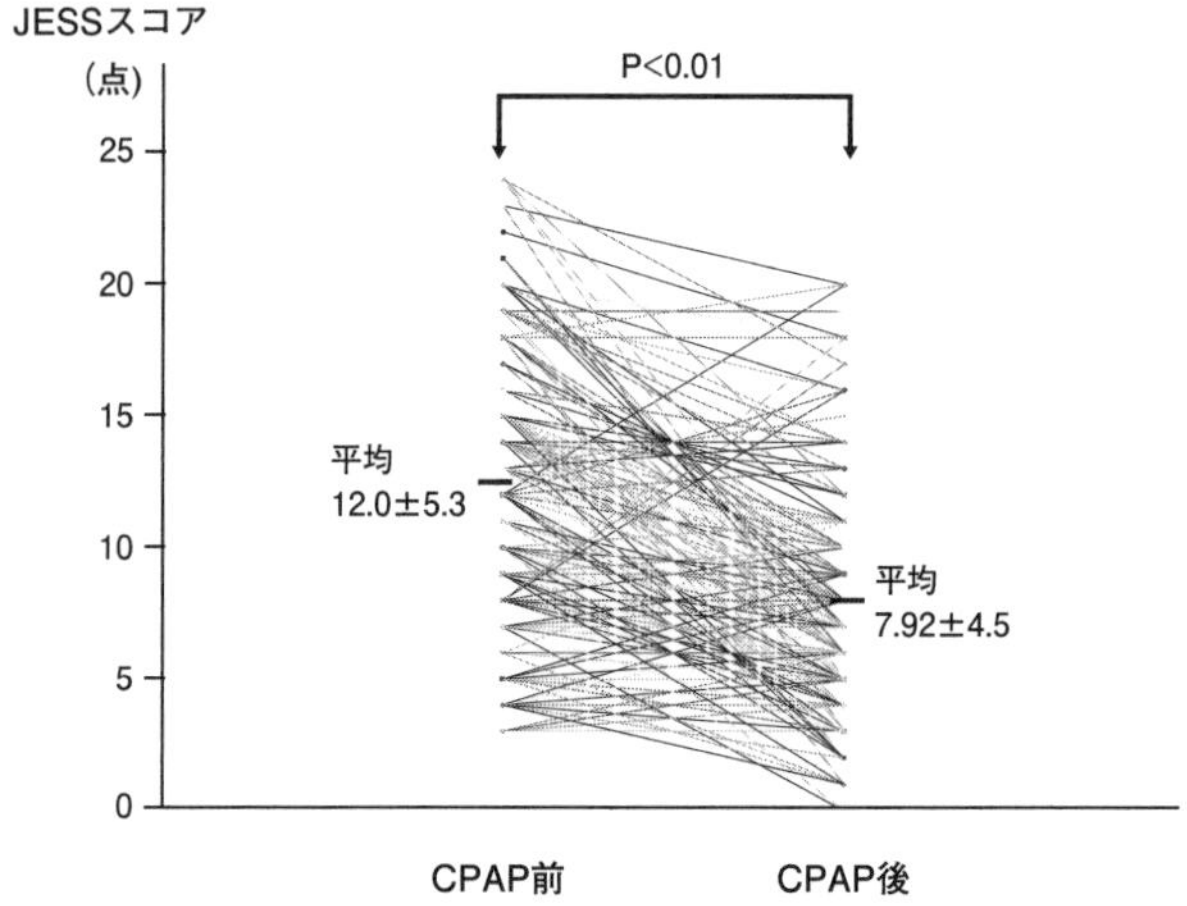

図10　CPAP使用前後のJESSスコアの推移

いのです。

そのための治療として現状では、専門の装置によって気道に軽く空気を送り込み、その圧力によって気道の閉塞を防ぐCPAP治療は最も有効であるということです。

CPAP治療の有効性を示す当院データ

CPAPの効果について、当院を受診してCPAP治療を行った患者さんのデータから紹介しましょう。

対象は、2008年9月から2018年12月までの10年4か月のあいだに当院でCPAP治療を開始した518名の患者さんです。

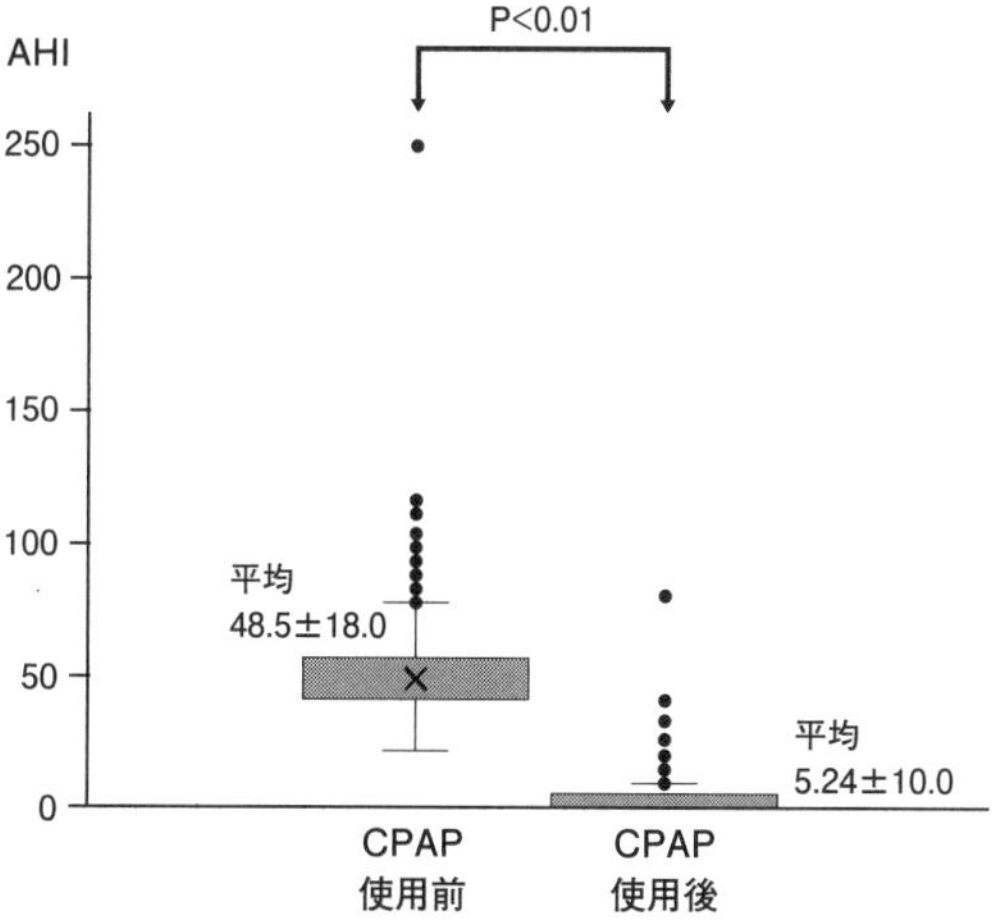

図 11　CPAP 使用前後の AHI 値の比較

それぞれの患者さんの「日中の眠気」を示す客観的な指標として、前述のＪＥＳＳスコアを使用しました。11点以上ではっきりした眠気がある、16点以上で重症の眠気があると判断されます。

ＣＰＡＰを使用する前と後でＪＥＳＳスコアがどのように変化したか、グラフに示したのが**図10**です。結果は、ＣＰＡＰ開始前のスコアは平均12・０（±５・３）点でしたが、使用後は平均７・９２（±４・５）点とはっきり改善していました。

また、睡眠中の１時間あたりの無呼吸と低呼吸の回数（ＡＨＩ）についても統計を取りました（**図11**）。ＣＰＡＰ使用前、ＡＨＩは平均48・５（±18・０）でしたが、使用後は平均5・24（±10・0）と、これも明らかに改善していたことがわかりました。

重大疾患リスクを低下させ、寿命を伸ばす

このようなCPAP使用による睡眠中の呼吸改善の効果は、毎日積み重ねられていきます。これは生命にかかわる重大疾患の発症だけでなく、寿命さえも左右していることが実感できます。

実際、CPAP治療を継続することによって健康寿命が伸びた、という可能性を示す報告があります。フランスで、中等度以上のOSAをもっている患者さんがCPAP治療を行った場合の生存率を全人口の生存率と比較検討した結果、両者に有意差はなかった、と報告されています（**図12**）。

CPAPを使用した睡眠時無呼吸の患者さんは死亡率が低下したという研究データがあることも、すでに述べたとおりです（56ページ参照）。

CPAPは、気道に軽い風を送ることによって、睡眠中に舌根が落ちて気道を狭くすることを防ぎます。前述のように睡眠中の呼吸停止は胸腔に陰圧を発生させ、心臓に過剰な静脈血が戻ってくることで大きな負担がかかりますが、CPAPで呼吸状態を改善するこ

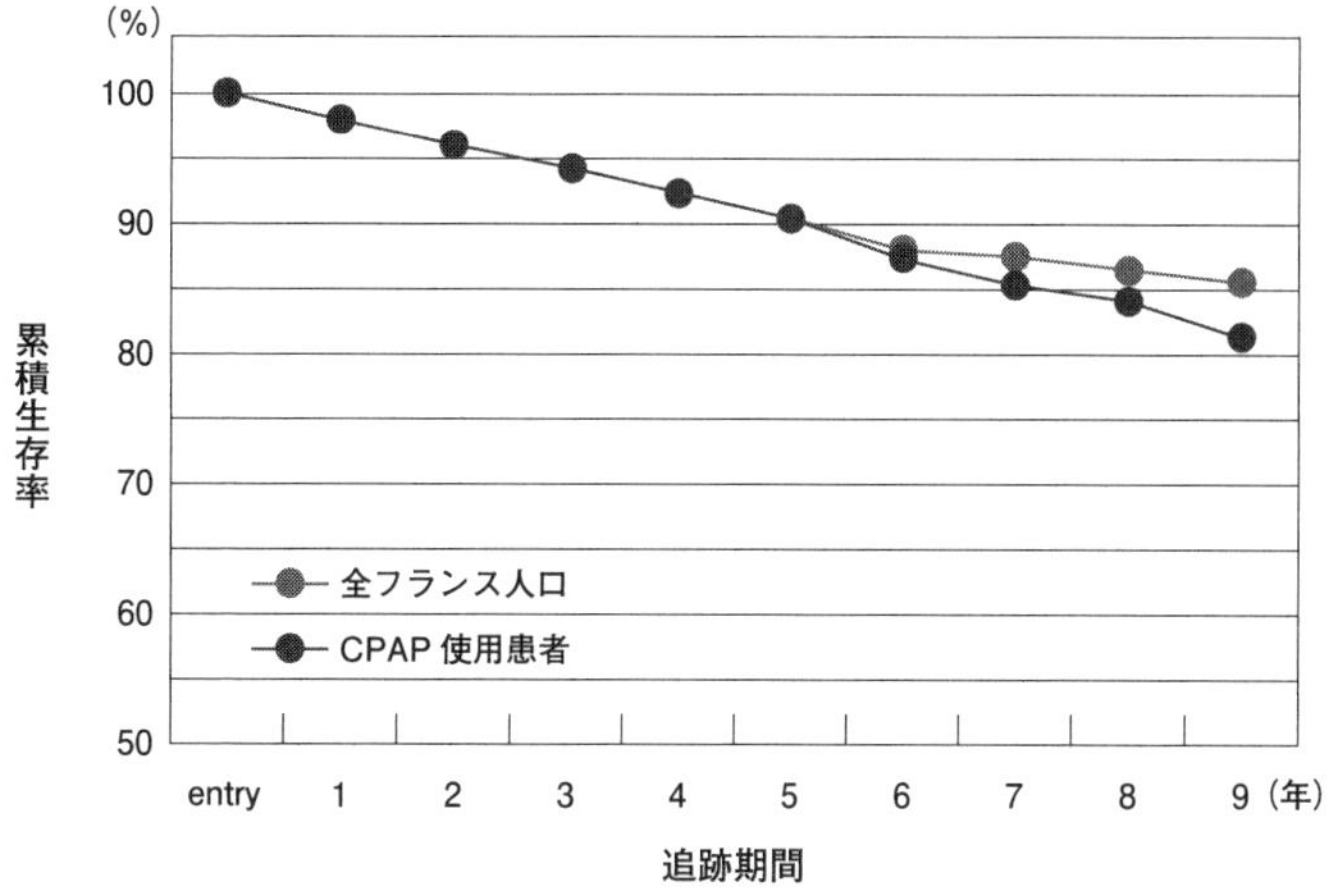

出 典:「D. Veale, et al,. Mortality of sleep apnea patients treated by nasal continuous positive airway pressure registered in the ANTADIR observatory. Eur Respir J 15: 326-331, 2000」より作成

図12 閉塞性睡眠時無呼吸のCPAPの治療効果

とでこの問題を解消します。

これは前述のチェーンストークス呼吸を改善・予防することにもつながり、OSAによって大幅に高まっていた心臓病・脳卒中などのリスクを軽減させてくれます。

さらに、CPAPの使用によって睡眠時の無呼吸が大幅に少なくなるので、睡眠の時間や質も大幅に改善されます。朝の目覚めが快適になりますし、日中の眠気もなくなります。仕事で危険を伴う作業を行う人にとっては、過失によって大事故を起こすリスクが軽減しますし、一般の人も日常的なクルマの運転などが安心できるようになります。

ＣＰＡＰに慣れて継続して使用している患者さんは、何よりも質の良い十分な睡眠を毎晩得ることができ、快適な毎日を過ごせることを喜びます。毎日の快適さこそ、健康長寿のカギであることがわかります。

ＣＰＡＰ治療とは、どういうものか（装置、マスクなどの装置の概要、使い方など）

空気を優しく鼻腔から胸に送り込んでくれる装置

では、閉塞性睡眠時無呼吸（ＯＳＡ）の標準的な治療法であるＣＰＡＰ（持続陽圧呼吸療法）治療はどういうものなのか、具体的にみていきましょう。

ＣＰＡＰ治療の原理は、鼻から気道に空気を送ることによってＯＳＡの原因となる舌根の沈下などを防ぎ、無呼吸を予防するというものです（**図13**）。

ＯＳＡの患者さんがふえたこと、またＯＳＡが心臓や脳血管に重大な弊害をもたらすことがわかってきたことから、ＣＰＡＰ治療は日本でも１９９８年から保険適用となりました。終夜睡眠ポリグラフィー（ＰＳＧ）検査でＡＨＩ値が20以上

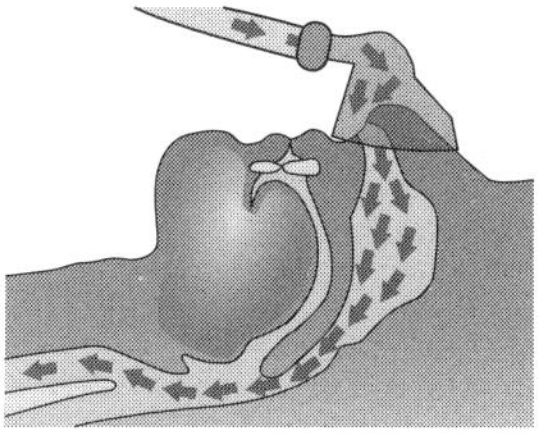

図 13　CPAP 療法の原理

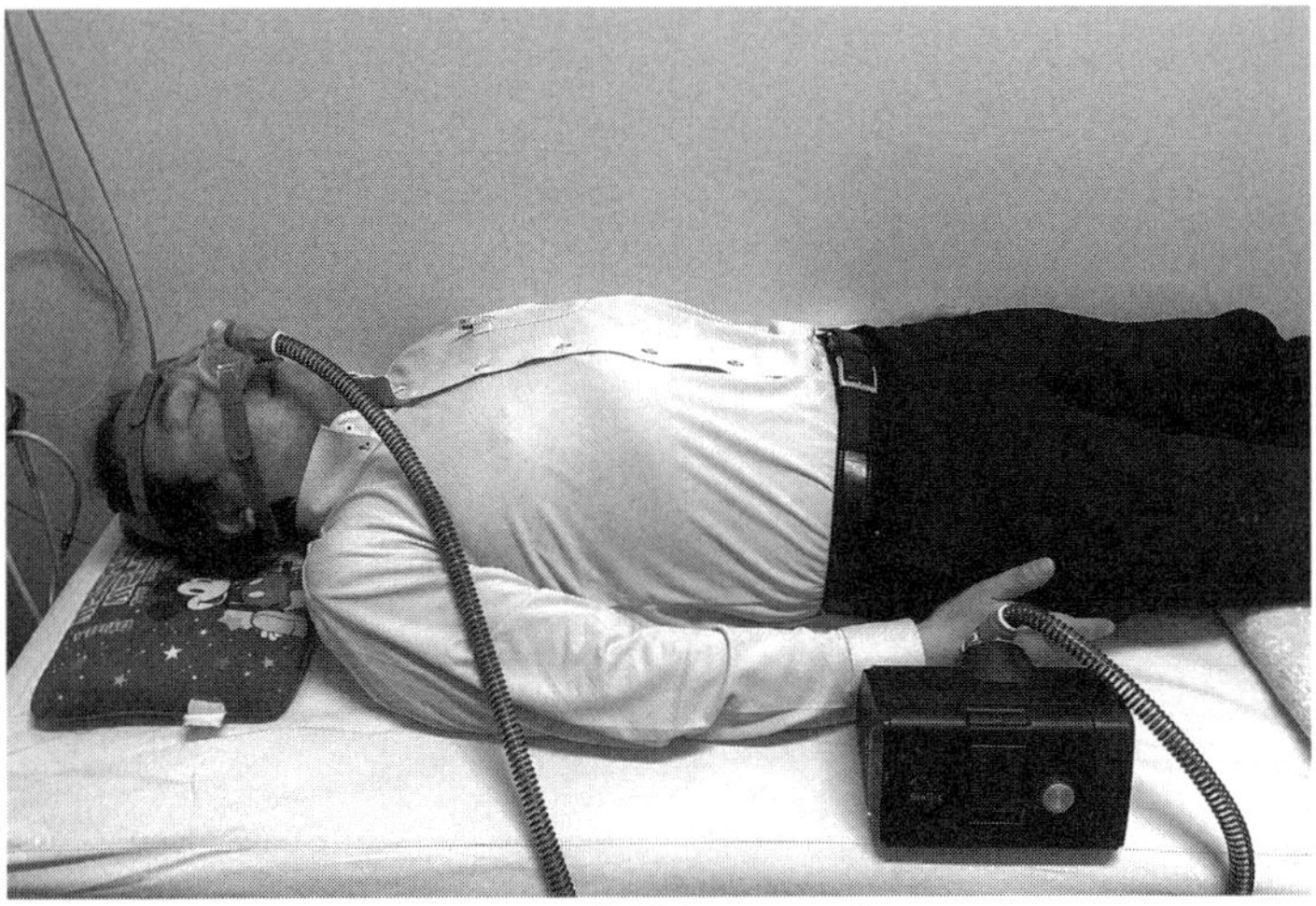

図14　CPAPの機械とチューブ、マスク

（もしくは簡易型無呼吸検査で40以上）の患者さんは、保険でCPAP治療を行うことができます。

機械はさほど大きなものではなく、15〜20センチ程度の箱です。機械には患者さんの気道に空気を送るチューブが付いていて、先端がマスクになっています。就寝時にこのマスクを鼻に当て、眠ります（図14）。

マスクを装着して機械を稼働させると、空気が出てきます。その空気圧（風量）の強弱は、OSAの症状の程度によって医師が決め、設定されます。気道の閉塞が強い（無呼吸の時間が長い、回数が多い）場合には圧力は上げられ、弱ければ下げられます。

送られる風は違和感のない程度

ＣＰＡＰは、機械的に肺まで空気をしっかりと送る人工呼吸器ではありません。マスクから出てくる風はあくまでも、気道が塞がらないように、主に舌根部を持ち上げるために送られる空気です。みなさんの想像以上に、弱い風だと思います。

空気圧は、最初は弱めに設定されます。そして患者さんが実際に装着してみてどうか、医師がきちんと効果が上がっているかどうかなど、患者さんへの問診や機械に記録されたデータを参考にしながら確認し、あらためて適正な圧に調整されます（**図15**）。

治療を継続してＣＰＡＰの効果が上がってくれれば下げられますし、不足していると判断されれば上げられます。こうして治療中は定期的にデータをみて判断され、調節されていきます。

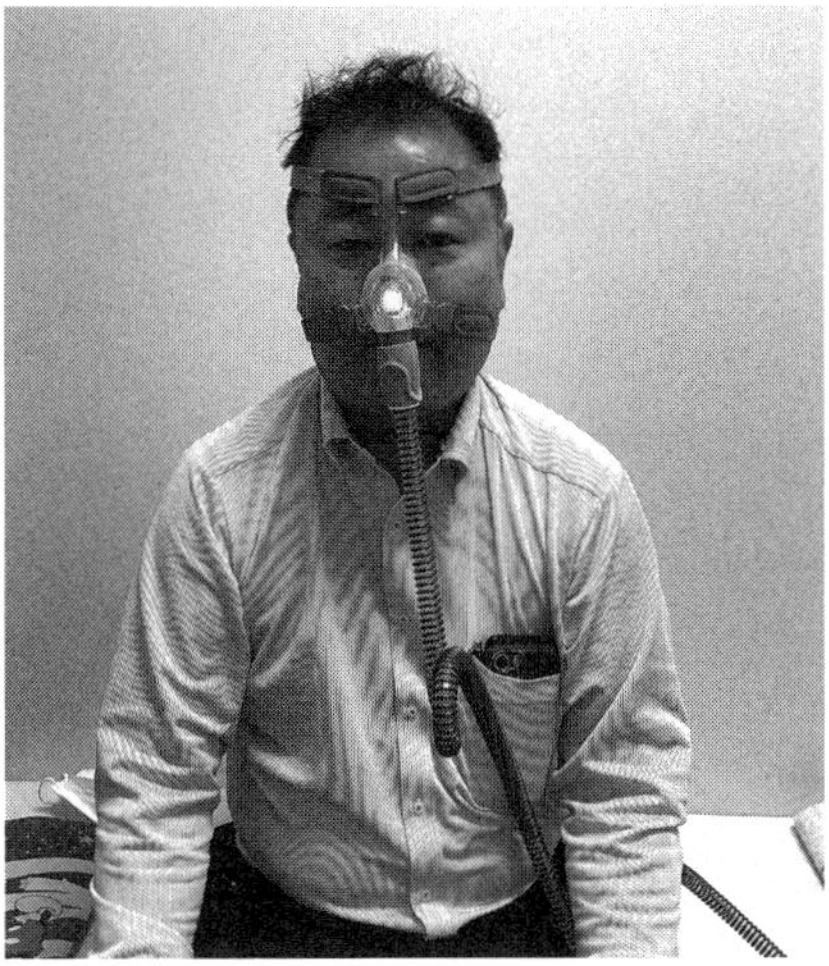

図 15　CPAP を装着しているところ

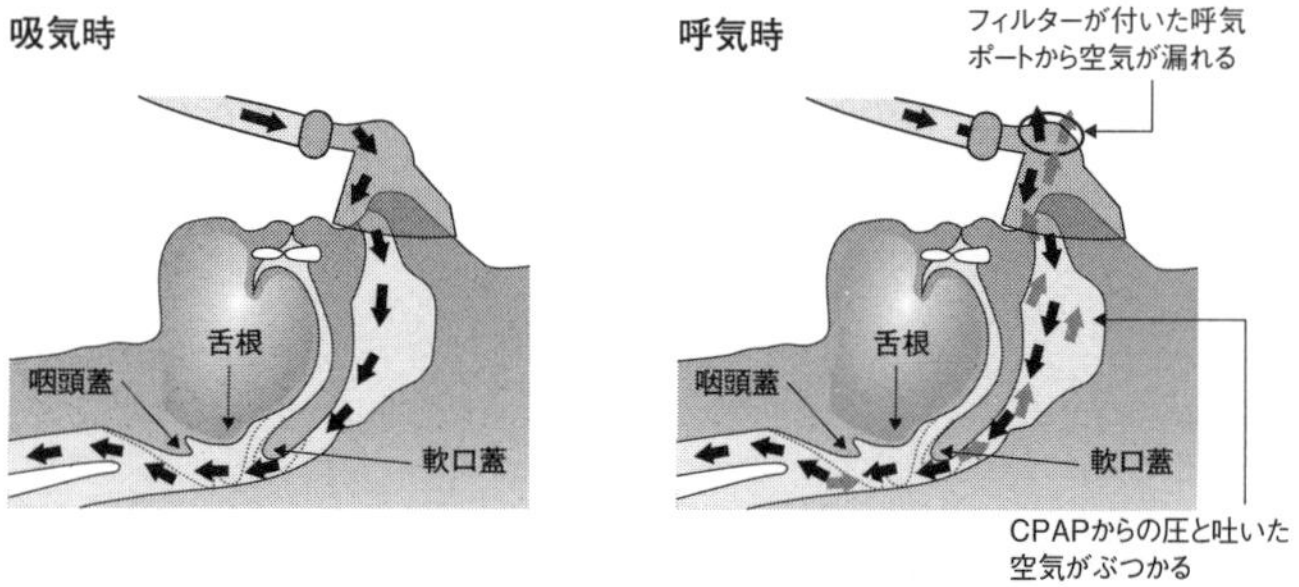

設定された4cmH_2Oから20cmH_2Oの圧力で吸気に空気が流入し、気道を広げる。

設定された4cmH_2Oから20cmH_2Oの圧力で吸気に空気が流入し、気道を広げながら、呼気時には息を吐き出しやすくするために鼻マスクにフィルターが付いた呼気用の空気の逃げ道がある。

図 16　CPAP（ネーザルマスク）使用時の吸気と呼気

また、空気を送る圧力は常に一定に保つこともできますし、睡眠中の無呼吸が起こったときだけ自動的に圧力を高くすることもできます。これも医師が患者さんの睡眠中の呼吸状況のデータを検討し、それに応じて設定します。

「CPAPを使用して、息を吸うときは楽になるかもしれないが、吐くときには空気圧が邪魔になって呼吸が苦しくなるのではないか」

そんな心配をする方が少なくないと思います。しかし、息を吐くときはマスクのフィルター（弁）が作動して空気を逃がしてくれるので、呼吸が苦しくなるようなことは起こりません（**図16**）。

3種類のマスク、患者さんに合うものを選択

ＣＰＡＰ治療は継続が最も重要で、その大きなカギとなるのがマスクです。違和感なくマスクを使用できれば、うまく継続できる可能性が高まります。

ＣＰＡＰのマスクは、以下のような主に３つの種類があります。

①ネーザルマスク（鼻タイプ）　鼻のみを覆うマスク
②ネーザルピローマスク（鼻腔タイプ）　直接鼻腔へ装着するマスク
③フルフェイスマスク（口鼻タイプ）　鼻と口の両方を覆うマスク

それぞれ一長一短がありますが、大切なのは個々の患者さんに合うマスクを選択する、ということです。これはＣＰＡＰ治療の継続と治療効果に大きくかかわってきますので、ＣＰＡＰ治療ではスタート時の非常に重要なポイントなります。

ＣＰＡＰ治療を開始してしばらくは、使用状況を確認して最適なマスクを検討することが重要です。順に紹介していきましょう。

①ネーザルマスク（鼻マスク：図15）

ＣＰＡＰ治療で最も一般的なもので、鼻のみを覆うマスクです。当院の例でも、ほとんどの患者さんがこのタイプを使用しています。

マスクはヘッドギアでしっかりと装着することができます。シリコン製のクッションになっているので、鼻周辺に密着させても大きな違和感はありません。

ＣＰＡＰマスクでいちばんの問題となるのが、「マスクリーク」と呼ばれる空気漏れです。ネーザルマスクは鼻全体を覆うように密着させるタイプなので、空気漏れしにくい構造になっています。

注意点としては、ヘッドギアを強く締めすぎると鼻根部に跡が残る、鼻の周囲に皮膚炎症を起こしてしまうなどの可能性があることです。マスクによってはシリコン部分のサイズがＳ・Ｍ・Ｌのように分かれていて選択できるものもあります。

使用データを確認して全般的にリークが多い、寝返りを打つと漏れやすい、マスク装着時に鼻根部が痛いなどの問題がある場合は、サイズ変更をすることで改善できることがあります。

鼻に装着するマスクなので、機械から送られる空気は鼻からの気道だけです。したがって、睡眠中のＣＰＡＰ装着で口呼吸になってしまう場合には効果は上がりません。口呼吸になる原因をみきわめ、解決していく必要があります（鼻閉の治療、口テープなど）。

②ネーザルピローマスク（鼻ピロー・図17）

鼻全体を覆って空気を送るのではなく、鼻腔の入口（鼻の穴）にシリコン製のクッション部を挿しこみ、チューブの空気を送るタイプのマスクです。

①の鼻タイプよりも接着面が小さく圧迫感や違和感が少ないので、起きたとき皮膚に跡がつかない、締めつけ感が少ない、などのメリットがあります。また、目の前の視界が鼻マスクよりも広いので、就寝前に読書したい、テレビを視聴したいという方には適しています。

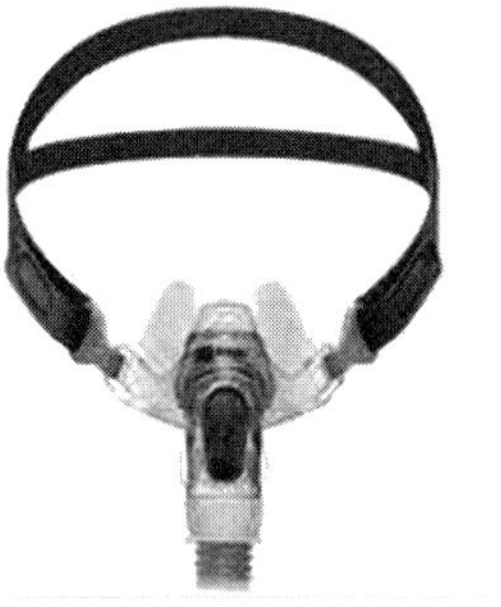

図17　ネーザルピローマスク

しかし、接着面が少ないために、就寝中の体勢によって、あるいは寝返りなどで動いたときに、マスクがずれやすい、外れやすいという欠点もあります。

ピロータイプのマスクにも鼻腔に挿し込む部分のサイズを変更できるものがあるので、やはり自分の鼻に合ったサイズを選ぶことが重要になります。

これも鼻に装着するタイプですから、口呼吸になると効果は上がりません。鼻呼吸ができない状態で使用しても効果が上がらないだけでなく、口の中の乾燥、違和感などが気になって継続使用が困難になります。やはり、口呼吸になってしまう問題を解決しなければなりません。

③フルフェイスマスク（図18）

①と②は鼻腔から空気を送って気道を確保するタイプのマスクですから、口呼吸では効果が上がりません。鼻閉などで鼻呼吸が難しい場合には、フルフェイスマスクを使用するという選択も可能です。

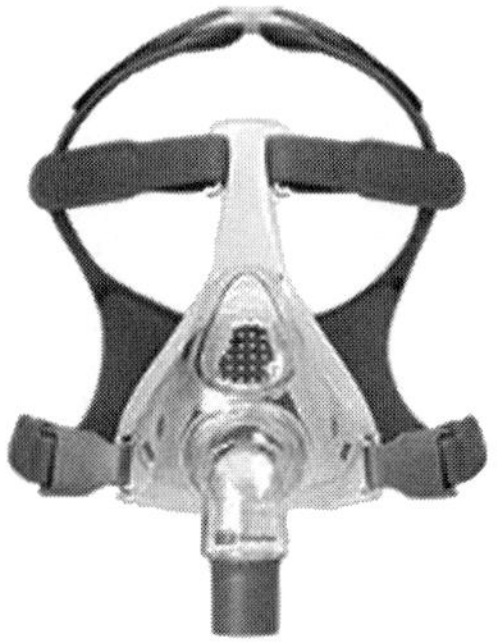
図18　フルフェイスマスク

「フルフェイス」といっても、バイクのヘルメットのように頭部全体を覆うものではありません。覆われるのは、鼻と口だけです。
フルフェイスマスクであれば口呼吸になった場合でも気道に空気を送ることができますが、その場合も口内の乾燥が起こることは避けられません。また、マスク装着の圧迫感は①や②よりも大きく、空気漏れなども起こりやすいこともフルフェイスタイプのデメリットになります。

睡眠中の呼吸データなどを自動的に記録

CPAPの機械にはパソコンで使えるSDカードを挿入して使える機能があり、ここにCPAPを装着した人の睡眠中の呼吸データなどがすべて記録されます。

CPAPを装着していた時間帯はもちろん、装着中にどのくらい（何十秒間）の無呼吸が何回、何時に起こったのかが記録されます。

患者さんは定期的に（通常は月に一度くらい）受診し、このSDカードを医師に提示します。医師はパソコンでデータをみて、機械の空気圧、患者さんの使用・装着具合などを調節します。

また、無呼吸がある場合に、それが危険な疾患につながりうるものかどうかも詳しく検討されます（第4章で詳述します）。

ＣＰＡＰ治療を継続し、効果を上げるために

ひと晩で4時間以上の使用により効果

ＣＰＡＰをつけて眠ることは決して困難なことではありませんが、薬を飲むように行えるものではないことも確かです。違和感があって夜中に取ってしまう患者さんも少なくありませんし、不快な部分を調整しても結局は離脱してしまうケースもあります。

ＣＰＡＰは、使用しないと効果が出ない治療です。患者さんがどのくらいの時間ＣＰＡＰを使用したかによって、効果の表れ方が明らかに異なるのです。

ＣＰＡＰの効果が表れる最低限の使用時間は、ひと晩に4時間以上と報告されています。4時間以上使うことで、日中の眠気、高血圧、心臓発作のリスクなどが軽減するということがわかっています。

その効果は、寿命にもかかわってきます。同じように心不全を合併しているＯＳＡの患

者さんでも、６時間使用した人は、使用時間３・５時間だった人に比べて生命予後（健康寿命の長さ）がはっきり改善されていました。

つまり、ＣＰＡＰ治療を開始してもひと晩で４時間以上使用しなければ効果は期待できない、つまり使用してもあまり変わらない、ということになってしまいます。

ＣＰＡＰは確実に効果の上がる治療ですが、それは患者さんが睡眠中にしっかりと継続して使用し続けることができるかどうかにかかっている、ということになります。そのために、患者さんは治療意欲を高く維持していただくことが必要ですし、医師は快適に使えるような環境整備をすることが非常に重要になってきます。

ＣＰＡＰ治療の臨床医師としては、患者さんのＣＰＡＰの装着動機を高め、患者さんが正しく継続的にＣＰＡＰ治療を続けられるように、きめ細かく対応し指導していくことがきわめて大切です。

患者さんの立場にたったCPAP治療を

もともと機械的に呼吸をコントロールされるＣＰＡＰ治療に対して、恐怖感や違和感を感じる患者さんは少なくありません。眠るときに機械のマスクを装着するのですから、そのようなマイナスの先入観は当然です。

実際、苦しくて夜中に取ってしまう、マスクが正しく装着されていないために空気が漏れていた、というようなことから、適切な効果が得られず、治療動機が薄れてしまい、治療から離脱してしまうケースが非常に多いのです。

医師はそこを理解して、患者さんと一緒に治療に取り組んでいかなければなりません。CPAPを初めて装着して使用する患者さんの立場になって、患者さん本位で、治療の継続を支えることが必要になります。

そのためには、患者さんはなぜCPAP治療を離脱してしまったのかを考えることも重要でしょう。

私は、当院でCPAP治療を開始したが離脱してしまった患者さんの統計を取り、継続管理するためにどのようなことが必要なのかを検討することにしました。

「鼻づまり」はCPAP継続を困難にする

対象としたのは、2008年9月から2018年12月までの10年4か月のあいだに当院でCPAP治療を開始した518例の患者さん群です。平均年齢は59・1歳（±14・1）、肥満度を示すＢＭＩ値の平均は29・１（±19・３）でした。

このうち離脱してしまった患者さんは１３７例で、それぞれの理由を分類しました（巻末論文③表2参照）。最も多かったのが「マスク関連」で81例（59・１%）、音がうるさい、不快感など「機器関連」はわずかに6例でした。

「マスク関連」というのはＣＰＡＰのマスク装着による不快感など、さまざまなトラブルです。その中で最も多かったのが「鼻閉（鼻がつまってしまう）」（19例）でした。さらに「鼻の違和感」10例、「マスクを装用すると息苦しい」８例、「鼻の痛み」７例、「鼻漏（鼻水のもれ）」７例、「鼻の掻痒感」４例なども含めると、鼻に関連する症状が離脱の起因になっている例は55例にのぼりました。

ＣＰＡＰ治療をうまく進めていくためには、鼻づまりの治療を優先あるいは並行して行っていく必要があるということがこの調査でわかり、その後実践することになりました。その具体的取り組み等について、次項で詳述します。

また、「その他」として分類した50例のうち、９例で「眠気がなくなった」、８例で「経済的理由」がありました。さらに、２０１６年の熊本地震で被災され、避難所や車中泊で継続が困難になった患者さんも4例ありました。そして1例ですが、長距離バスの運転に就労していた患者さんが、夜間電源がないために使用できなく中断していた、というケースもありました。

最近は地震や水害などの自然災害の多かった熊本ですが、今後に向けても災害時の電源供給方法は検討していく必要性があることを考えさせられました。

CPAP継続のための取り組み(鼻閉治療)

鼻炎を治さないとCPAP治療は難しくなる

鼻閉(鼻づまり)があるとCPAP治療が困難、継続できないというデータは、当院の患者さんにかぎったことではありません。

CPAP治療を拒否した患者さん、また治療開始から2か月以内に中断された患者さんは、客観的な鼻閉の強さを示す「鼻腔抵抗値」が高かったことが報告されています。

また、たとえうまくCPAP使用を継続して使用していても、鼻閉がある患者さんは鼻閉がない患者さんに比べて日中の眠気が強い、という報告もあります。

そもそも鼻閉があると、OSAがなくてもそれだけで睡眠の質が悪くなります。

通年性アレルギー性鼻炎の患者さんの45%、スギ花粉症の患者さんの73%に睡眠障害があり、日中の眠気を起こしているといわれています。

とくにアレルギー性鼻炎の人は夜間から睡眠中、さらに起床時にくしゃみ、鼻水、鼻閉などの鼻炎症状が強くなります。スギ花粉症をもっている人がCPAP治療を行った場合に、花粉飛散時期に離脱しやすいということも報告されています。

鼻閉は口呼吸になりやすいため、前述のように舌根が落ちて気道を塞ぎやすい、つまりOSAを起こしやすいこともCPAP治療には不都合になります。

このようにさまざまな面から、鼻閉の症状があるとCPAPが中断されやすく、たとえうまく使用して睡眠時の無呼吸を少なくできたとしても十分に質の良い睡眠は得られない、日中の眠気は残ったまま、CPAPの治療がうまくいかないということになってしまうのです。

加温と加湿が鼻閉を改善する

CPAP治療が必要なOSAの患者さんは、とにかく睡眠時の無呼吸の症状を改善させることが先決です。鼻炎の症状が消えるまでCPAP治療を待つことは現実的ではありません。

そこで、CPAP治療を開始し、同時に鼻閉をなくしていくことを考えていかなければなりません。

最も簡単にできる改善策としては、ＣＰＡＰ装置から患者さんの鼻腔から気道に送る空気を加温・加湿することです。

もともと鼻には、外気を肺が呼吸するのに適した温度・湿度に調節する機能が付いています。鼻の中にある「鼻甲介《びこうかい》」というふくらんだ部分には毛細血管が集中していて、外の冷たい空気が入ると血管が膨張して吸い込んだ空気を瞬間的に温めます。逆に熱すぎる空気は冷やします（図19）。

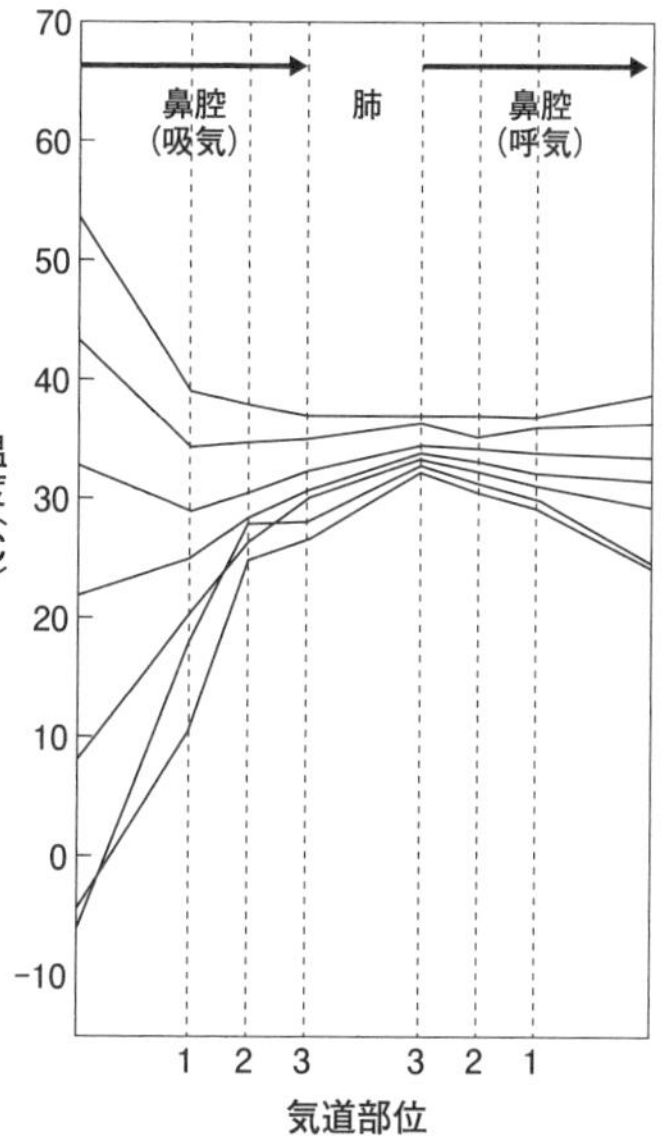

出典：「今野昭義他：下気道に対する air conditioner としての鼻腔機能 - 呼吸様式および鼻腔形態の違いが加温・加湿能に与える影響についての検討．日耳鼻 80：227-239, 1977」より作成

図 19　鼻腔の温度調節機能

湿度に対しては、「鼻サイクル」というおもしろい仕組みによって加湿調整をしているといわれています。乾燥した空気は細菌感染しやすいなどの問題があるので、鼻は鼻腔

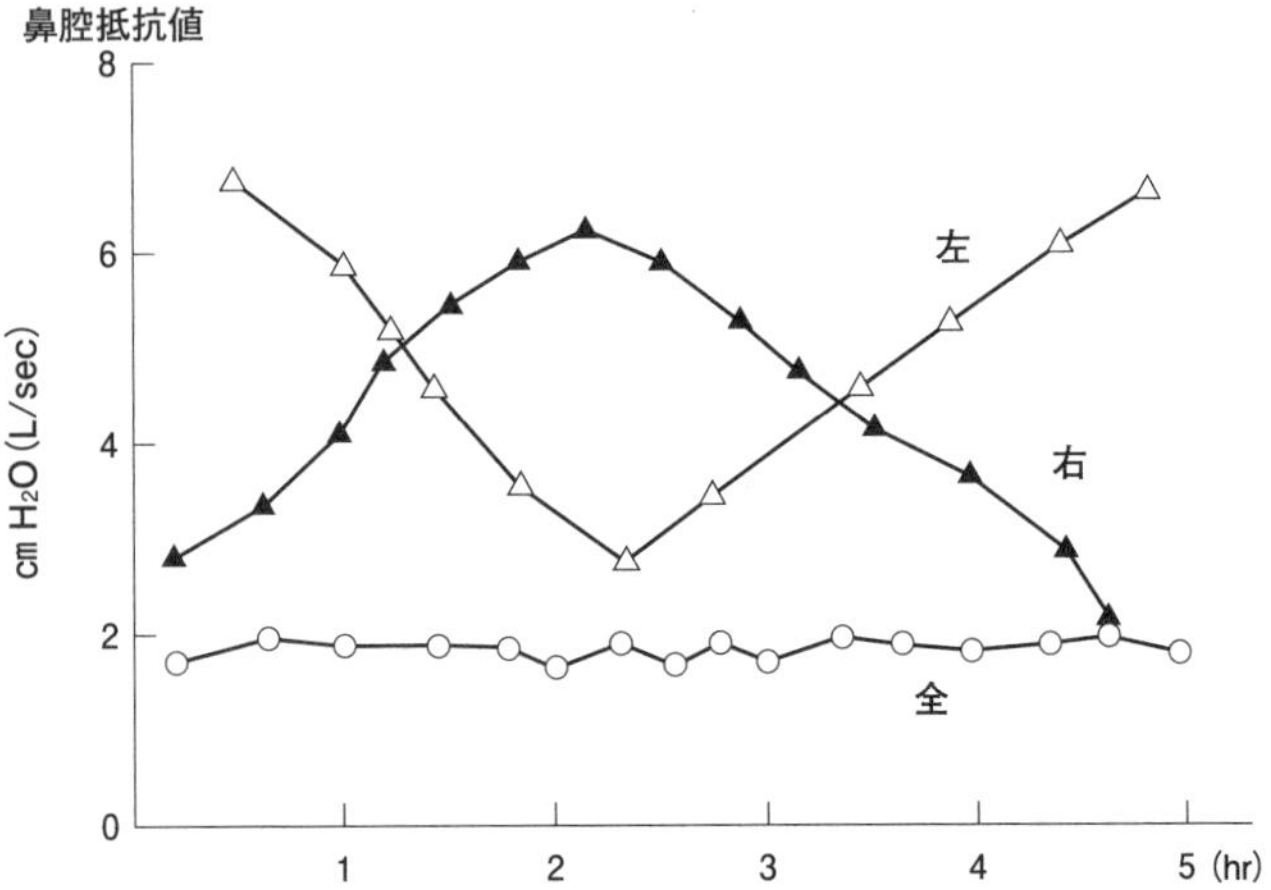

出典：「戸川　清：臨床耳鼻咽喉科頭頸部外科全書 . 6-13, 水越　治編 , 金原書店 , 1989, p7.」より作成

図 20　鼻サイクル

を狭くしてたくさんの毛細血管から湿度を加えます。

このとき左右の鼻腔を同時に狭くすると呼吸がしにくくなるので、左右の鼻腔を交互に狭くすることで対応しているのです（**図20**）。

鼻閉があるとこのような機能がはたらきません。とくに冬は気温も湿度も低くなりますから、ＣＰＡＰを使用するときは部屋を温め、加湿もしておくことが大切です。また、ＣＰＡＰ装置のホースを布団の中に入れて冷えないようにすることも有効です。

ＣＰＡＰ使用中に鼻炎症状を発症したＯＳＡの患者さんが、加熱加湿によっ

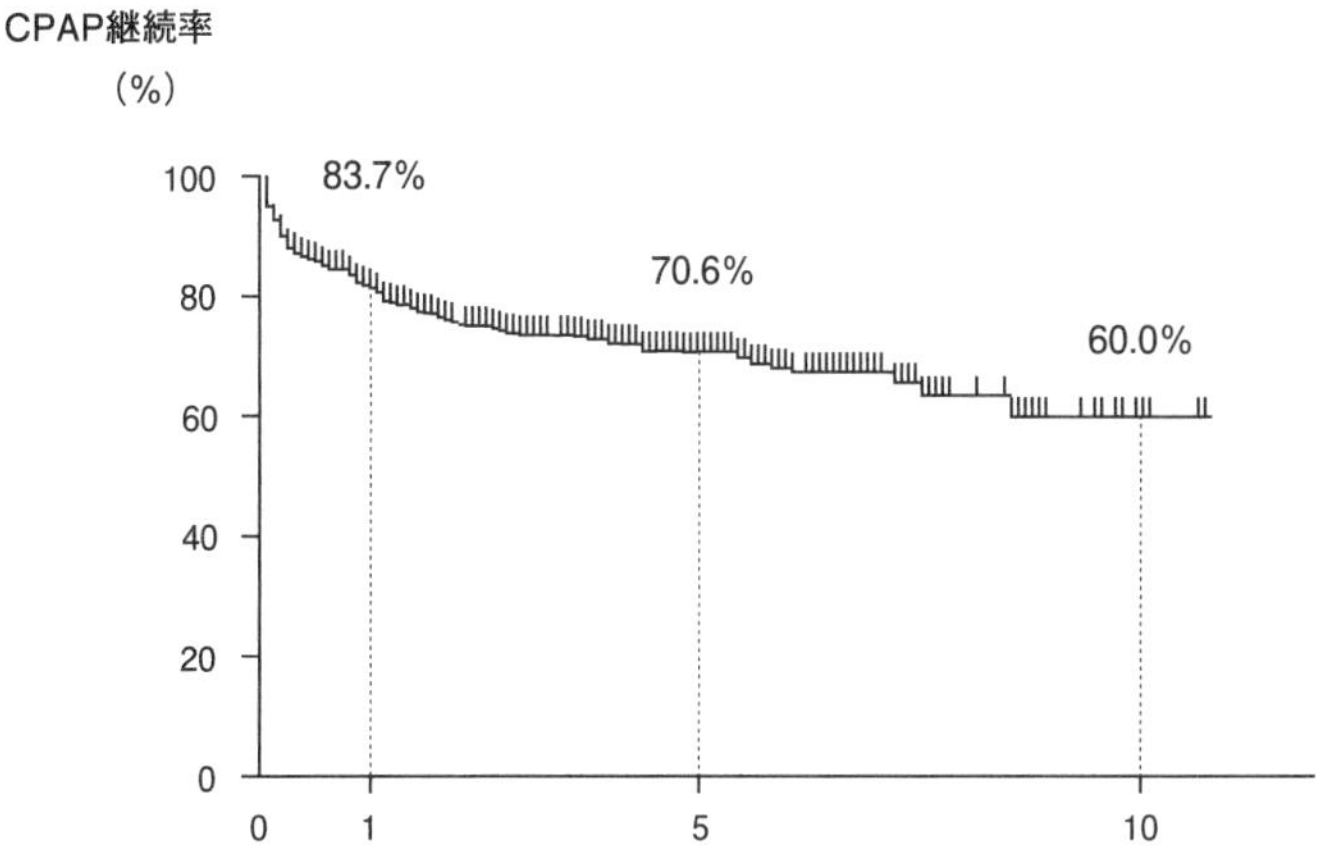

図21　全症例のCPAP継続率

て鼻閉の程度が軽くなった（鼻炎や鼻閉を引き起こす鼻粘膜中のインターロイキン-6が減少した）ことがわかっています。また、CPAP使用中に加熱加湿器を使うことで睡眠時間やノンレム睡眠（164ページ参照）が長くなり、睡眠の質が向上したことも報告されています。

鼻づまり改善のために日帰り手術

鼻閉の症状は、日帰りでできる改善手術で比較的簡便に良くなります。当院の患者さんの統計データからも、CPAP治療を開始する際に鼻閉改善手術を行うとCPAP継続率も高まったことがわかりました。簡単に紹介します。

鼻甲介切除術(高周波電気凝固法) (片側)	3例
下甲介粘膜焼灼術(片側)	13例
下甲介粘膜焼灼術(両側)	17例
下甲介粘膜焼灼術(両側) +鼻甲介切除術(高周波電気凝固法) (片側)	3例
内視鏡下鼻副鼻腔手術Ⅰ型(片側)	1例
鼻甲介切除術(高周波電気凝固法) (両側) +下甲介粘膜焼灼術(片側)	1例
鼻甲介切除術(高周波電気凝固法) (両側) +下甲介粘膜焼灼術(両側)	5例
内視鏡下鼻副鼻腔手術Ⅰ型(両側)	3例
内視鏡下鼻副鼻腔手術Ⅰ型(片側)+下甲介粘膜焼灼術(片側)	1例

図22　施行した鼻閉改善手術

まず全症例のCPAP継続率をみると、1年後で83・7%、5年後で70・6%、10年後で60・0%でした（**図21**）。これを「鼻閉改善手術を施行した患者さん（B群）」、「鼻閉は自覚しているが手術はしなかった患者さん（C群）」、および「鼻閉を自覚しなかった患者さん（A群）」の3群に分けて、それぞれのCPAP継続率を比較検討しました。

行われた鼻閉改善手術の内容は**図22**のとおりで、すべて日帰りによる局所麻酔の鼻閉改善手術です。

手術は患者さんがCPAPの使用後に鼻閉症状を自覚し、鼻閉改善手術を希望した段階で行われました。鼻閉改善手術の適応と判断されても手術を希望しない患者さんには、薬物療法を

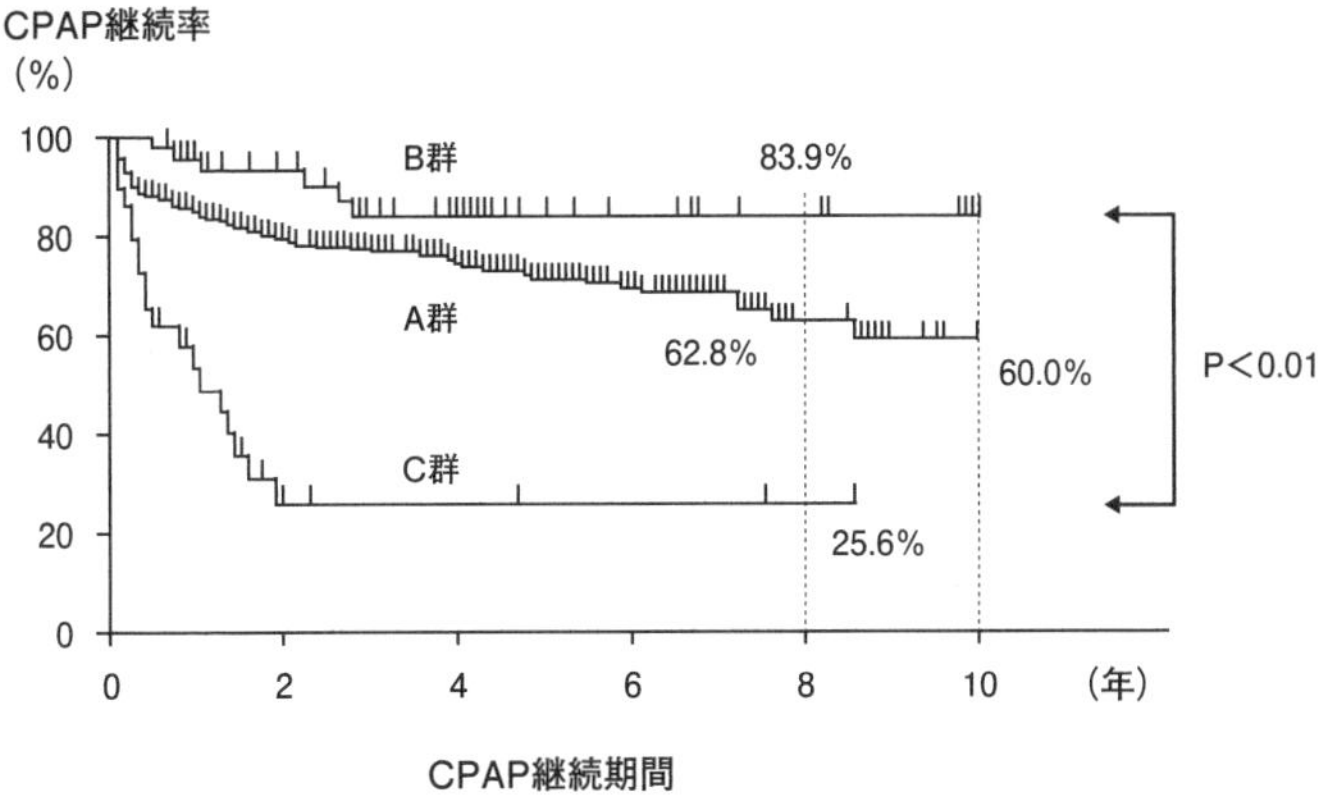

図23　鼻閉改善手術とCPAP継続率

行いました（次項参照）。

診察した所見と適応する手術については、以下のとおりです。

「下甲介粘膜焼灼術」は粘膜が肥厚して鼻閉が強い患者さんに対して、「鼻甲介切除術（高周波凝固法）」は下甲介粘膜焼灼術が無効であった場合、および粘膜の肥厚があって鼻閉と鼻漏が強い患者さんに対して、また「内視鏡下鼻副鼻腔手術Ⅰ型」は鼻腔内に鼻茸があってこれが鼻閉の原因となっていると判断される患者さんに対して、それぞれ行いました。

鼻閉改善手術はCPAP長期継続使用に有効

こうして8年後のそれぞれの群の継続率を

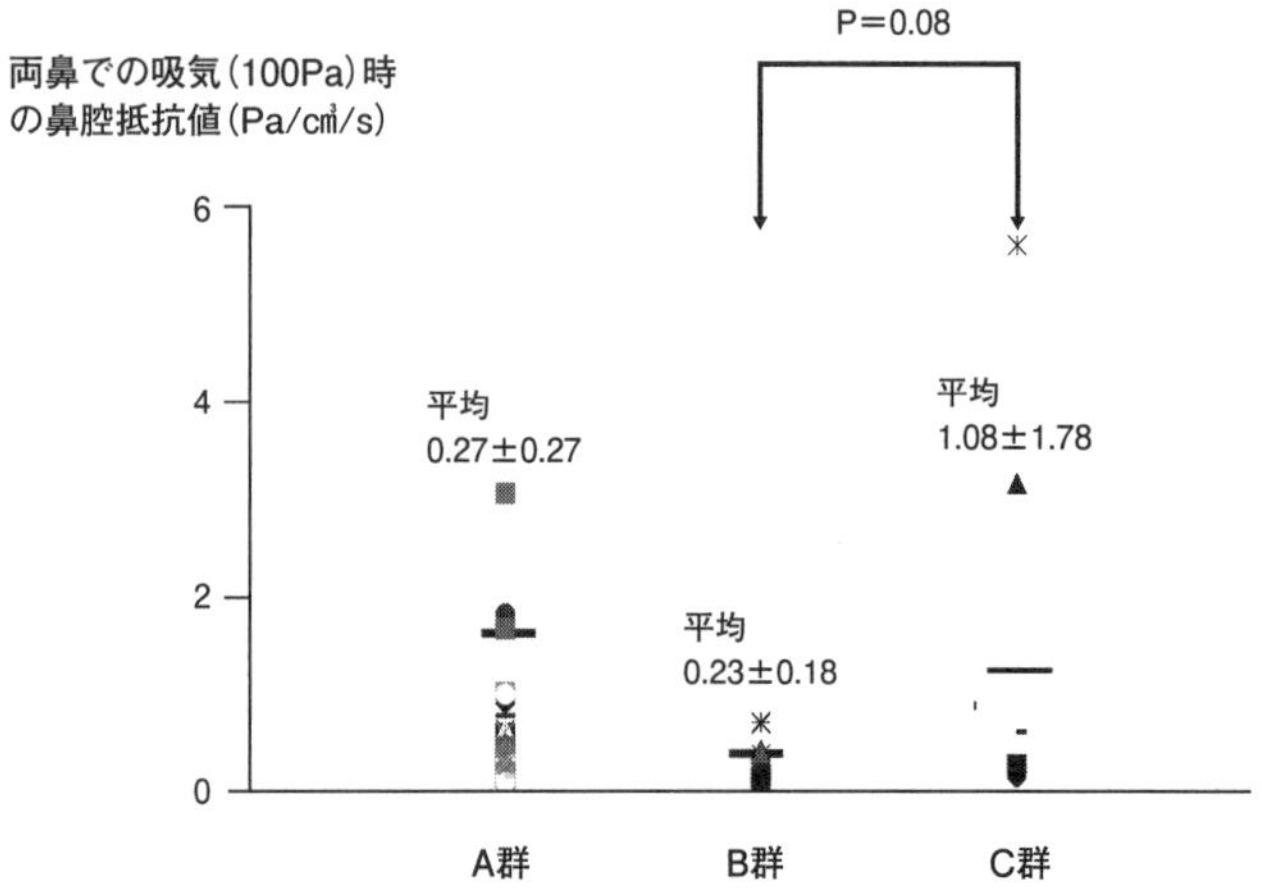

図24　CPAP継続例における鼻閉改善手術の有無による鼻腔通気度

比較検討すると、A群62・8%、B群83・9%、C群25・6%と、B群(鼻閉を自覚して鼻閉改善手術を受けた患者さん群)のCPAP継続率が最も高いことがわかりました(**図23**)。

鼻閉改善手術を行った患者さんは、鼻閉があっても手術を行わなかった患者さんと比べて、鼻腔通気度が良好の傾向にありました(**図24**)。

鼻閉改善手術によってCPAP使用中も鼻呼吸が楽にできると、CPAPの効果(睡眠中の呼吸停止の軽減でぐっすり眠れる)を実感できます。鼻閉改善手術を受けた患者さんのCPAP継続意欲は、こうして強くなっていったと考えられます。

なお、通年性アレルギー性鼻炎に対しては、炭酸ガスレーザーによる短期的な治療も有効です。当院における治療成績をまとめた論文を掲載しました（巻末論文④）。

CPAP継続のための薬剤療法について

ＣＰＡＰ継続のために睡眠薬などの薬剤を利用することはまれですが、副作用なく効果が上がった例もありました。鼻閉の自覚症状はあるものの手術は受けなかったC群の患者さんに対して、古い抗ヒスタミン剤である『レスタミンコーワ』（ジフェンヒドラミン塩酸塩）を投与したことがあります。

この薬は『睡眠改善薬ドリエル』として市販されているもので、鼻閉改善に即効性があり、また眠気が表れやすい薬剤です。しかし、短時間で効果が切れて、朝には眠気が残りにくいのが特徴です。前立腺肥大症や緑内障がある人は使用できませんが、ＣＰＡＰ継続のための鼻閉改善のためには比較的使いやすいと思います。

ほかに、血管収縮剤とステロイドの合剤である『コールタイジン点鼻薬』も鼻閉に即効性があり有効ですが、依存性があるので注意しなければいけません。継続して使っていると薬剤性鼻炎を誘発する危険があります。鼻閉が強くてマスクをつけにくいときは寝る前にのみ使うようにお願いしています。

ＣＰＡＰ継続のために薬剤が有効だったことを示す論文もあります。ＣＰＡＰを使用し始めて睡眠中の無呼吸は改善するものの、ＣＰＡＰをつけると眠れない、寝つきが悪い、朝起きられないためにＣＰＡＰ使用時間が短くなってしまう患者さんに対して、『ロゼレム』（メラトニン受容体作動薬）を投与すると、少しずつ使用時間が延びたと報告されています。メラトニンについては166ページを、自然な睡眠に入りやすくする方法については172〜184ページを参照してください。

いずれにしてもＣＰＡＰ継続のために薬剤を使用する場合には、主治医とよく相談して行わなければいけません。

マウスピースは有効

ＣＰＡＰ使用中に口が開いてしまう、口呼吸になってしまうというような理由で、無呼吸が良くならないという場合には「マウスピース」を利用すると改善することがあります。

マウスピースは、無意識の「噛みしめ」から歯や歯茎を守るなどのために、あらかじめ歯に装着しておくものです。歯ぎしりがひどい人、瞬発力を発揮するスポーツ選手などに、よく使われています。

いろいろなタイプのものがありますが、睡眠中に口が開かないようにするためのマウスピースがあります。

歯科クリニックによっては、ＯＳＡの診断が確定していてＣＰＡＰ治療が行われていれば、口呼吸を防ぐために使用するマウスピースをつくってくれます。歯周病や虫歯がある場合には、それらを治療したうえでの使用となる場合もあります。

マウスピースを装着して寝ると、仰向けになっても下顎が落ち込まないので、ＯＳＡの原因となる舌根沈下を防ぐことができます。

わざといびきの音をさせることは誰でもできると思いますが、これは下唇を前に出すように下顎を前方に突出させるとやりにくくなります。つまり、下顎を前方に（仰向けでは上方に）維持することによって気道が拡がり、のどの粘膜が呼吸で接触しにくくなるわけです。

マウスピースは、装着しているだけでこの状態をつくってくれます。ＣＰＡＰ使用のときにマウスピースをつけることによって、ＣＰＡＰからの空気の圧力を下げることができ、鼻腔内の刺激を減らすことができます。ただし、鼻閉を改善しないとマウスピースは使用できません。

また、マウスピースをしていると楽に口を閉じることができるので、鼻呼吸が促されます。ＣＰＡＰからの空気が鼻から肺へ向かわず口へ抜けてしまうことも防いでくれるので、口腔内の乾燥を防ぐこともできます。

鼻閉はないが、ＣＰＡＰ使用によって口が開いてしまう場合には、市販の鼻呼吸テープを試してみるのも良いでしょう。口が開かないようにテープを貼ってしまうという単純な方法ですが、口が閉じていれば鼻呼吸もしやすく効果が上がる場合もあります。絆創膏《ばんそうこう》、サージカルテープ、マスキングテープなどで代用することもできます。

舌トレーニングで閉塞性睡眠時無呼吸（OSA）は改善するか

舌を動かすトレーニングによってＯＳＡを改善する方法もよく知られています。

舌の筋肉、口のまわりの筋肉、嚥下《えんげ》のための筋肉なども年齢とともに衰えるので、しっかり飲み込めなかったり、誤嚥したり、食べこぼししたりすることが多くなります。そうした筋肉群をトレーニングしておく習慣は、健康長寿のためにとても良いことだと思います。

実際、市販のトレーニング用具を用いたリハビリテーションによって舌の圧力が上昇し、嚥下機能が改善した例が報告されています。

ただし、舌トレーニングだけでOSAの原因となる睡眠中の舌根沈下の改善効果を上げることは、なかなか簡単ではないと思います。CPAPを使用しているOSAの患者さんに舌トレーニングを行っても改善は得られなかった、という報告もあります。

CPAP治療を行わず舌トレーニングで様子をみるということは、あまり意味がないと考えるべきでしょう。

そもそもOSAは、その人の骨格や肥満などによってできあがっている気道周辺の「形態」に、年齢的な要因などが絡んで起こり悪化しているものです。CPAP治療をせずにOSAを改善したいのであれば、まずは減量ということになります。

OSAの改善がはっきりみられるように減量を行うことは、実際には現実的ではありません。もし可能だとしても、数か月から1年程度はかかります。そのあいだも睡眠時の無呼吸を放置するほうが危険です。まずCPAPを使用しながら10％程度の減量を目指すべきだと考えます。

CPAPはOSAを根本から治す治療法ではありませんが、睡眠時にくり返し起こる無呼吸という非常に危険な出来事を緊急になくすために、あるいは改善させるために、唯一の有効な方法であることを理解することが大切です。

第3章

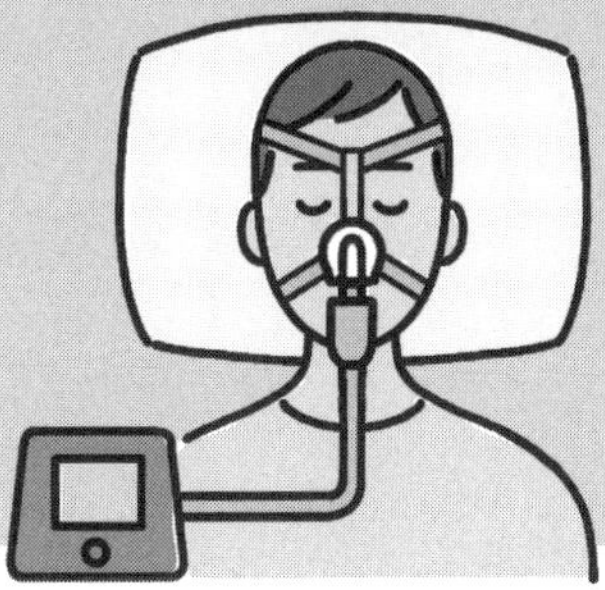

閉塞性睡眠時無呼吸（OSA）の症例

睡眠時の無呼吸は誰にでもあるような症状ではありますが、進行すると生命にかかわる重大な疾患につながる可能性を秘めるようになります。重症であるほど、そのリスクは大きくなります。ここまで本書で強調してきたとおりです。

ＣＰＡＰ治療を行う意義は、もちろん毎日何度も睡眠中に呼吸が止まる、それによって睡眠の質も量も悪くなるという不快な症状を取ることにあります。

しかし、もっと重要なことは、ＣＰＡＰ治療を行うことによって得られる睡眠中の呼吸データを詳細に検討することで、起こりうる重大な心臓疾患などのリスクを医師が気づくことができることです。

内科や耳鼻咽喉科のクリニックでＣＰＡＰ治療を行っていても、その近い将来の重大疾患に気づくことによって大きな病院の専門医にバトンタッチして発症前の精密検査が可能です。それは患者さんの生命を救うことにつながります。

当院でも、ＣＰＡＰ治療を行っていたおかげで、そのようなかたちで重大疾患からまぬかれた患者さんが何人かおられます。

ここでは、私が論文として発表した２つの症例をわかりやすく紹介したいと思います。いずれもＣＰＡＰ管理中に循環器系疾患を発症した患者さんの例です（実際の論文は巻末に収録してあります）。

＊

【症例１】

ＣＰＡＰ管理中に心不全の徴候に気づき早期手術へ（巻末論文①）

5年前からいびき、無呼吸があったが……

患者さん（Ｃさん）は、63歳の女性です。昼間の眠気が強く仕事がはかどらない、ということで数年前の２月下旬に来院されました。

お話をうかがうと、５年ほど前から家族から「いびきがすごいよ」「寝ているとき、息が止まってるよ」といわれ続けていたようです。

家族は心配で病院で診てもらうようにいうのですが、本人はとくに無呼吸の症状に困っていなかったので（気づいてなかったので）放置していたそうです。

本人もそのころから「十分に寝たはずなのにスッキリ起きられない、日中に眠くなる」ということは自覚していました。それでも年のせいだろう、くらいに思ってとくに気にかけてはいなかったようです。

最近になって眠気がひどくなってきたので、家族からの強い声もあり、一度検査を受けてみようと思って来院されました。

Cさんはもともと気管支喘息をもっておられましたが、それが睡眠を妨げることはずっとなかったといっています。高血圧で内科クリニックにかかっていて、降圧剤（オルメテック10mg）を服用していました。

血液中の酸素が「呼吸不全」以下の状態に

診察室でCさんにお会いし、お話をうかがって、私はおそらく閉塞性睡眠時無呼吸（OSA）だろうと考えました。

Cさんは身長161センチと小柄ながら、体重が80キロもあります。BMI値（体重［kg］÷身長［m］の2乗）は30・9となり、22・6キロも肥っていました。日本肥満学会の基準に照らし合わせると、3度の肥満になります。

血圧を測定してみると、上が135、下が90と比較的コントロールされていました。

問題は、どの程度のOSAなのかです。

さっそく日中の眠気を客観的に測る「JESSスコア」（4ページ参照）の質問に答え

ていただくと、合計は11点でした。11点以上は睡眠時無呼吸の検査が進められる結果です。ＯＳＡの疑いが強いので、機器を自宅に持ち帰ってもらい、簡易無呼吸検査を行っていただきました。睡眠時に指などに装着して、無呼吸による血液中の酸素濃度の変異を読み取る機械です。

その結果、無呼吸低呼吸指数（ＡＨＩ）は41・1でした。ＡＨＩは、1時間のあいだに起こる無呼吸（ＡＩ）と低呼吸（ＨＩ）の回数を足した数値です。

Ｃさんは、睡眠中1時間に無呼吸が28・6回、低呼吸が12・5回でした。そして、最も長かった無呼吸の時間は98秒でした。

さらに血液の最低酸素飽和度（SpO_2）です。これは血液中の酸素濃度を示す数値で、一般に93％以下になると酸欠状態、90％以下だと呼吸不全、35％で死に至ると判断されますが、Ｃさんは睡眠中に68％まで低下した時間がありました。おそらく1分半以上も呼吸が止まっていたときの数値だと思われます。

Ｃさんは、重度の睡眠呼吸障害と診断されました。

CPAPの継続で経過は順調に推移

自分自身のいびきや睡眠中の無呼吸をそこまで重大な症状と考えていなかったCさんでしたが、私の説明を聞いて驚かれたようです。そこまで深刻に考えていなかった、受診してよかった、といっていました。

CPAP治療の必要性を理解していただけたので、初診の数日後にあたる3月2日から、CさんはCPAP療法をスタートさせました（設定圧は4-8cmH_2O）。

CPAPの使用については、Cさんはとくに問題なく行えました。

そのおかげで、CPAP開始後12日目の受診では、1時間あたりのAHIは7・7（AIは0・8、HIは6・9）まで改善していました。

CさんのCPAP治療は順調に継続され、経過も良好でした。

初診から4年がたった2月26日には、JESSスコアは5点まで改善していました。HI（低呼吸指数）についてもその年の4月19日までは5〜8程度で安定していました。ただし、脈圧（血圧数値の上下差、正常値は40〜60）については50〜100のあいだで変動していたので、これには少し注意が必要でした。

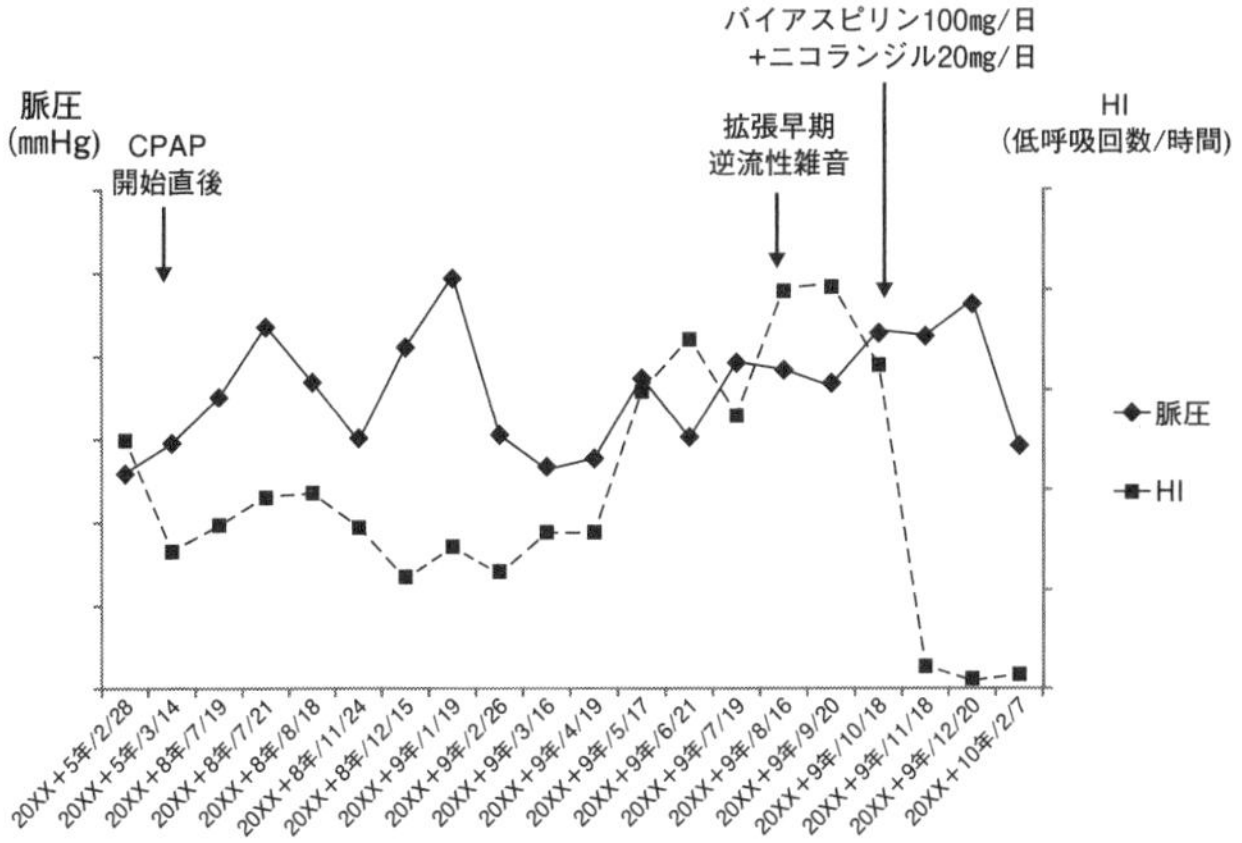

図25　CPAP開始後の脈圧とHI値の変化

ＣＰＡＰ開始後のＣさんの脈圧とＨＩ値の推移は、**図25**のとおりです。

低呼吸がふえ、脈圧も大きくなる

ところが翌月5月17日、ＨＩ値が14・9と上昇したのです（前月は7・8）。

そしてＨＩの上昇と同期するように、脈圧も75と急に再上昇しました。

何かが起こっている可能性があります。

その後、ＨＩ値はさらに少しずつ上昇し、9月20日には20・2までいきました。体重は初診時より4キロほど減量されている状態にもかかわらず、急にＨＩと脈圧が上がってきたことにも異変を感じます。

胸部の聴診では、心臓の拡張早期に雑音が

聴こえました。診療中の血中酸素飽和度は94％に低下していました。

Cさんの状態を心不全重症度の判定基準（NYHA心機能分類）に当てはめると、I度に相当しました。これは、心疾患はあるが普通の身体活動では動悸《どうき》や息切れなどの症状がないというレベルで、最も軽い段階です。とはいえ、心不全の徴候はしっかり確認されています。

CさんのOSA自体は、CPAP治療の継続によって改善され、その状態は数年も維持されています。治療前には1時間に30回近くもあったAI値（無呼吸指数）が、CPAP開始以降は5回以下で推移していました。OSA自体はCPAP治療によってうまくコントロールされていたのです。

ということは、HI値の上昇と脈圧の増加は心臓自体の悲鳴ではないのか……。CPAP治療開始前、何年もOSAを放置していたCさんの心臓には、蓄積されたダメージが残っている可能性は否定できません。

私はHI値と脈圧の急な変化は心不全によるものではないかと考え、総合病院循環器内科への紹介状を書き、Cさんに受診するよう伝えました。

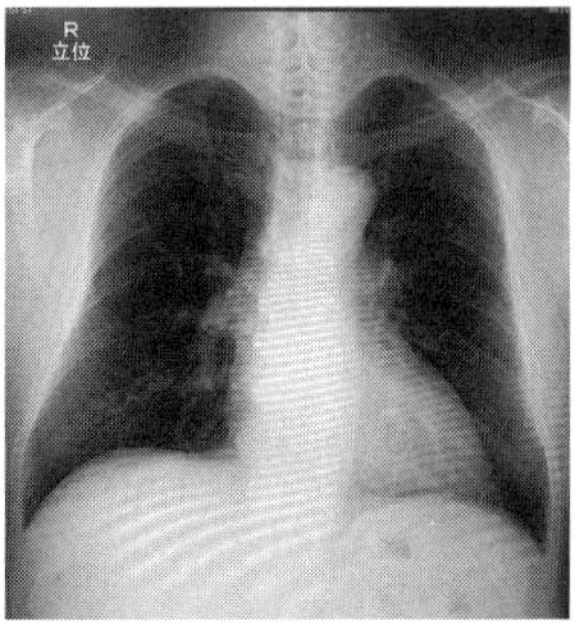

図26　胸部レントゲン画像

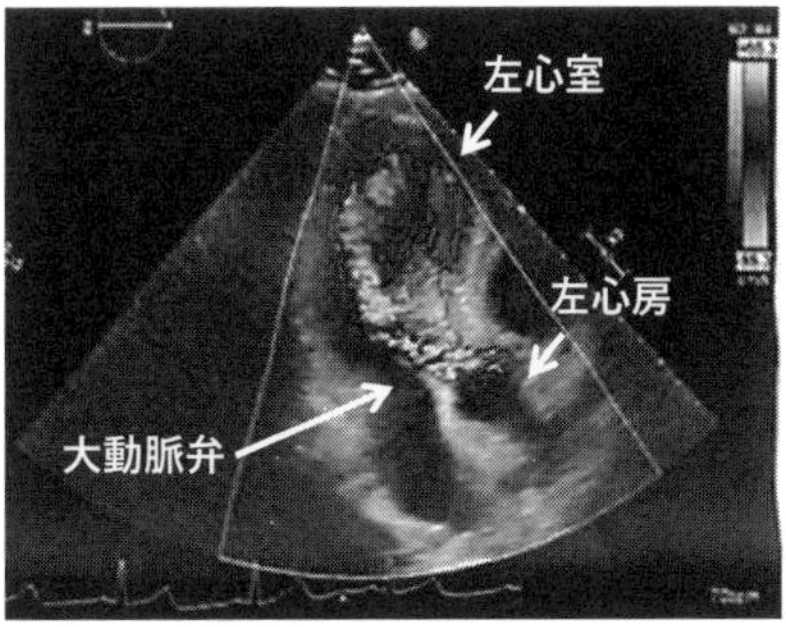

図27　心エコー検査

大動脈弁が機能不全、血液が逆流？

Cさんは10月23日、総合病院で精密検査を受けました。不安は的中で、やはり心臓の状態はかなり悪かったようです。

まず胸部レントゲン画像（**図26**）では、心胸郭比（心臓の幅と胸郭の幅の比率、CTR）が57・4％と高いことがわかりました。CTRは通常は50％以下ですから、Cさんの心臓はふくらんでおり、それだけ負担もかかっているということになります。

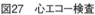

また心エコー検査（**図27**）では、心室収縮機能を示すEF値が61・7％と低下していて、これも心臓の拡大を示しています。

Cさんの心臓は大動脈弁がきちんと機能しておらず（きちんと閉じず）、大動脈のほうから血液が逆流していることが考えられました。診断名は「大動脈弁閉鎖不全」でした。これに伴ってHI値の上昇と脈圧増大が起こっていると判断され、手術がすすめられました。

総合病院を受診した段階で血液をサラサラにする薬（バイアスピリン100mg／日）と狭心症予防の血管拡張剤（ニコランジル）が処方されました。

その後、11月18日に当院を受診したときには、脈圧は85と高値のままだったものの、AHI値は5・5（AI4・3、HI1・2）と、HI値が著しく改善されていました（図25参照）。

手術は、翌年1月6日に行われました（生体弁による大動脈弁置換術）。

術後は合併症もなく1月29日に退院、2月7日には当院を再診しました。

退院後、痛みがなくなってから（1月11日から）CPAPの使用を再開し、当院再診時はAHI値が3・3（AI2・4、HI0・9）と良好でした。

Cさんはその後もCPAP治療を継続し、睡眠時の呼吸障害をうまくコントロールされています。

心臓病がない患者さんにも慎重な定期診察を

Ｃさんには、これまで心臓疾患の経験がありませんでした。ＣＰＡＰもうまく継続されていたし、効果もきちんと上がっていました。

しかし、当院でＣＰＡＰ治療をスタートする前の段階で、ＯＳＡが重症化している状態で、Ｃさんの心臓は長期にわたって毎晩少しずつ負担が蓄積していき、見えない爆弾を抱えていたのだと思います。それがＣＰＡＰ治療を開始したあとになって、治療効果が上がっていたにもかかわらず、とうとう大動脈弁にトラブルを生じさせてしまったものと考えられます。

Ｃさんのような症例は決して多くはないと思いますが、ＣＰＡＰ治療を行う医師には大きな教訓となります。

それは、心疾患の既往がないＯＳＡ患者さんに対しても、またＣＰＡＰ治療によってＡＩ値が安定している状態であっても、漫然とＡＩ値の経過をみるだけで満足していてはいけない、ということです。脈圧やＨＩ値の変動にはいつも注意し、必ず胸部聴診を注意深く行うなど、慎重にみていく必要があります。

【症例2】

慢性心不全・陳旧性心筋梗塞症例（巻末論文②）

典型的な肥満体型ではないが……

Dさんは、77歳の女性です。2年ほど前から、家族がいびきと睡眠時の呼吸停止に気づき、心配するようになりました。Dさんも、そのころからよく眠れていないことを実感していました。それでも受診するほどではありませんでした。

そのような状態が続いていましたが、やがて日中の眠気がかなりひどくなり、仕事にも支障が出てきました。家族の心配も深まり、強くすすめられて当院を受診しました。数年前の1月下旬のことでした。

初診時のDさんの印象は、中肉中背で、とくにひどい肥満は感じられませんでした。ただし身長が168センチで体重が73キロ、BMI値は25・9と、やはり適性体重より10・9キロほど体重増の状態でした（日本肥満学会の基準では1度の肥満）。

Dさんにも、日中の眠気を客観的に測る「JESSスコア」をやってもらいました。結果は11点で、OSAを考えた受診がすすめられるレベルでした。

気道をみると口蓋垂《こうがいすい》（いわゆるノドチンコ）の手前にある軟口蓋の位置や口蓋扁桃（いわゆる扁桃腺）の大きさなどから、閉塞性睡眠時無呼吸（OSA）が比較的起こりやすい状態であることが確認できました。

心臓病などの既往歴はありませんが、もともと血圧が高く、当院受診前からかかりつけ医の処方で降圧剤を服用していました（ニフェジピン、テモカプリル）。初診時の血圧は、136／82㎜Hgと比較的安定していました。

早速、簡易無呼吸検査を行いました。

2分にも及んでいた睡眠中無呼吸の時間

簡易無呼吸検査は、睡眠中の心臓や呼吸の状態を記録する検査です。患者さんは検査機器を自宅に持ち帰り、就寝前に指先に装着していただきます。

DさんのOSAは、簡易無呼吸検査によって明らかになりました。

無呼吸低呼吸指数（1時間あたりの無呼吸および低呼吸の回数＝AHI）は44・0（無呼吸＝AI37・1、低呼吸＝HI6・9）でした。また血液中の酸素が最も少なくなったときの値（酸素飽和度＝SpO_2）は66％と、危険なレベルまで下がっていました。そして最も長かった無呼吸の時間（最長無呼吸持続時間）は、1分56秒にも及ぶことがわかりました。

睡眠中に危険な無呼吸がくり返し起こっていることは、間違いありません。睡眠中の平均心拍数は1分間に65回であるのに対して、最大心拍数が114回と、大幅に多くなっていることも、このことを示していました。

Dさんは重度のOSAと診断され、CPAP治療を開始することになりました。

鼻閉の問題をレーザー手術で解決

こうしてDさんは2月上旬からCPAP治療をスタートさせましたが、鼻閉（鼻づまり）があったため当初はうまくいきませんでした。

治療開始当初はAHI値は10程度で眠気も改善されたのですが、鼻閉があって口呼吸になるために口の中が乾き、鼻の痛みも強くなって、このまま続けることができない状態でした。

そこで6月には圧力の設定を少し弱め（4～15を4～10に変更）、点鼻薬も使って継続しました。AHIは5程度で安定していましたが、やがて朝の水様性鼻漏（鼻水）が多く

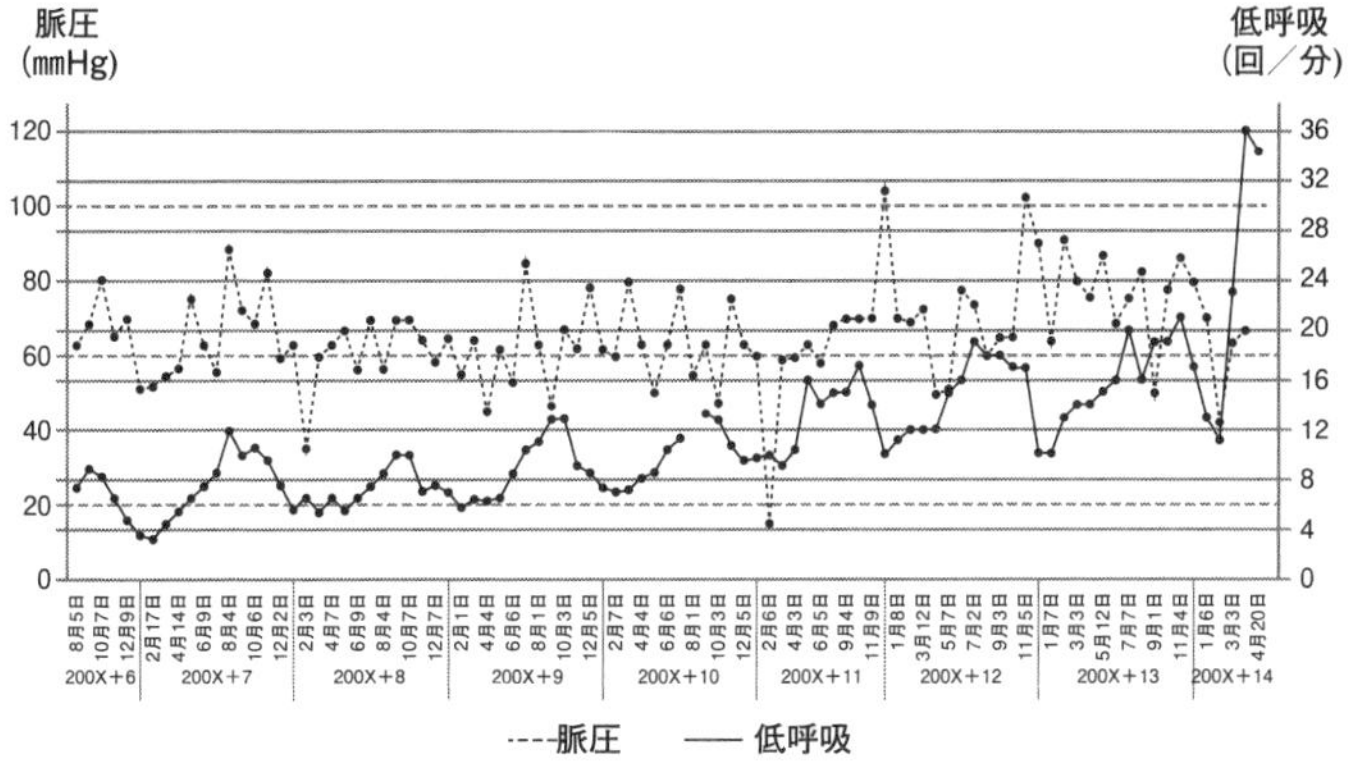

図28　CPAP使用中の脈圧、低呼吸の推移

なって、再びCPAPの継続が難しくなりました。

そこで、鼻の粘膜の表面をレーザーで焼く手術（鼻甲介粘膜焼灼術）を左右の鼻腔で行うことにしました（8月23日）。

日帰りでできる手術は成功して鼻漏は改善し、Dさん自身も再びCPAPを行えるようになり、CPAP治療は継続されました。2年後の暮れに、再びまた鼻水が出るようになりましたが、右側だけ再手術を行い、それからは鼻症状はなくなりました。

治療で日中の眠気は改善したが、7年後……

Dさんは長期的にCPAP治療を継続することができ、良い効果が上がっていました。鼻閉が解決している状態ではAHI値は5程度で継続して

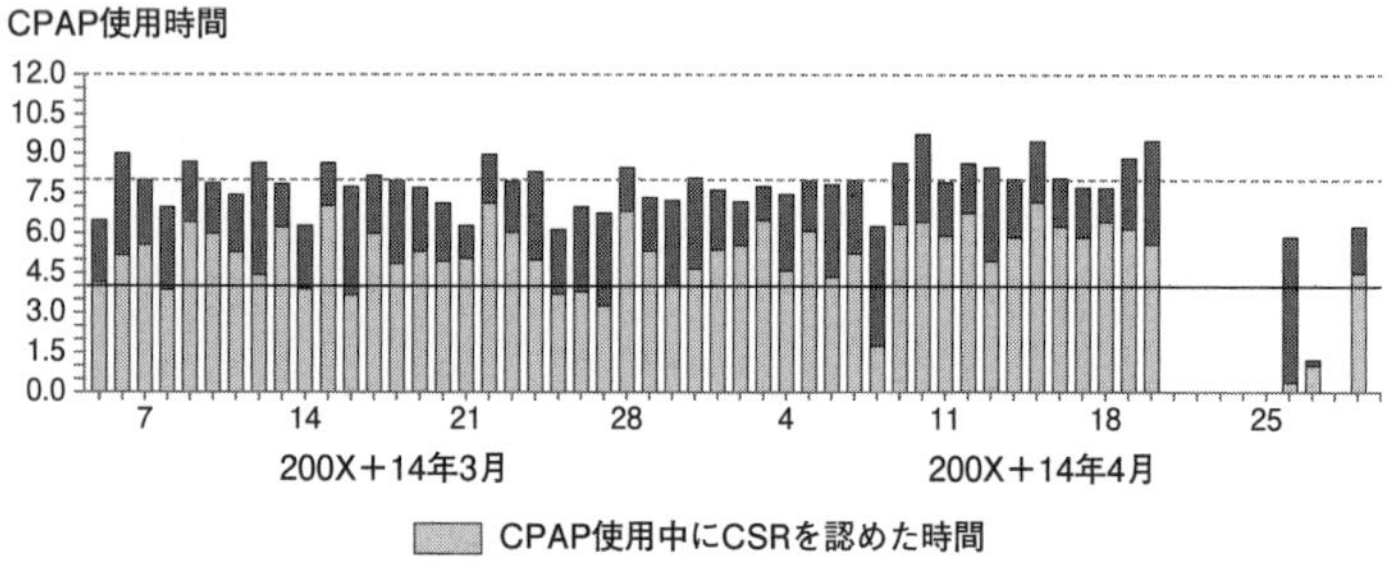

図29　CPAP使用時間におけるCSR の時間

安定していましたし、「JESSスコア」も5点程度で正常でした。

ただし、治療開始後5年が経過したころから脈圧（最高血圧と最低血圧の差）が70程度に上がり、HI値も8・6とやや上昇し始めました。

これ以降、脈圧とHIはほぼ同じように上昇と低下を反復しつつ、いずれも少しずつ高くなっていったのです（図28）。

念のために、かかりつけの内科クリニックで心電図、胸部レントゲンなどの検査を受けましたが、異常は見つかりませんでした。

それから7年後の4月7日、異変がみられました。HI値が35・9と著しく上昇し、チェーンストークス呼吸（CSR、39ページ参照）も数多く発生するようになったのです（図29）。

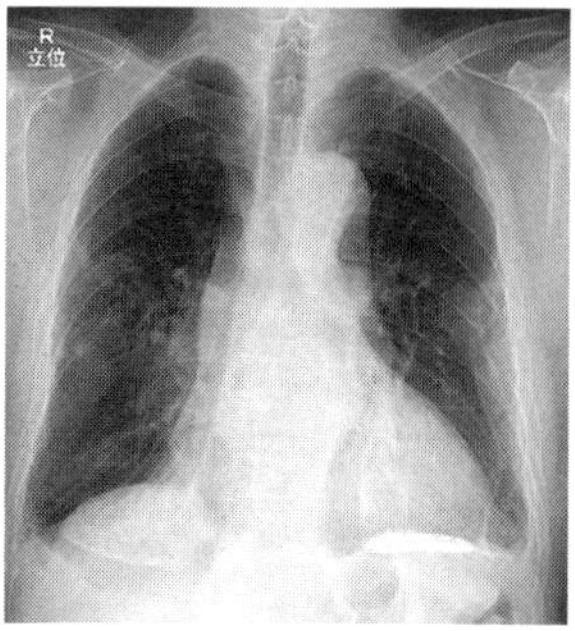

図30　胸部レントゲン

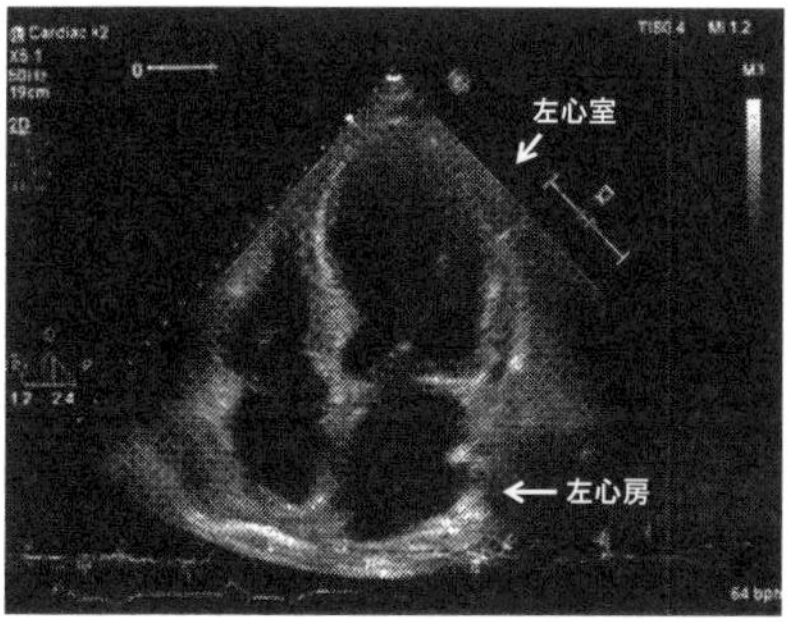

図31　心エコー検査

いずれもＣＰＡＰ使用中の呼吸データから、判断できました。

翌日の８日、Ｄさんは総合病院を受診しました。その結果、すでに古い心筋梗塞が起こっていて（陳旧性心筋梗塞）、その後遺症として脈圧増大やＨＩ値の上昇が起こっていること等がわかったのです。

慢性心不全、虚血性心疾患が判明

総合病院で撮影されたＤさんの胸部レントゲン写真では、心臓の拡大を示す心胸郭比は、72・2％と顕著でした（**図30**）。また右胸水貯留、両胸膜の肥厚と石灰化が認められました。

心エコー検査では、心臓の左室の拡大と左室下壁の運動低下によってＥＦ（心臓が１回ごとに拍出する血液量と心臓の拡張期の容積の比率）が28％まで低下していま

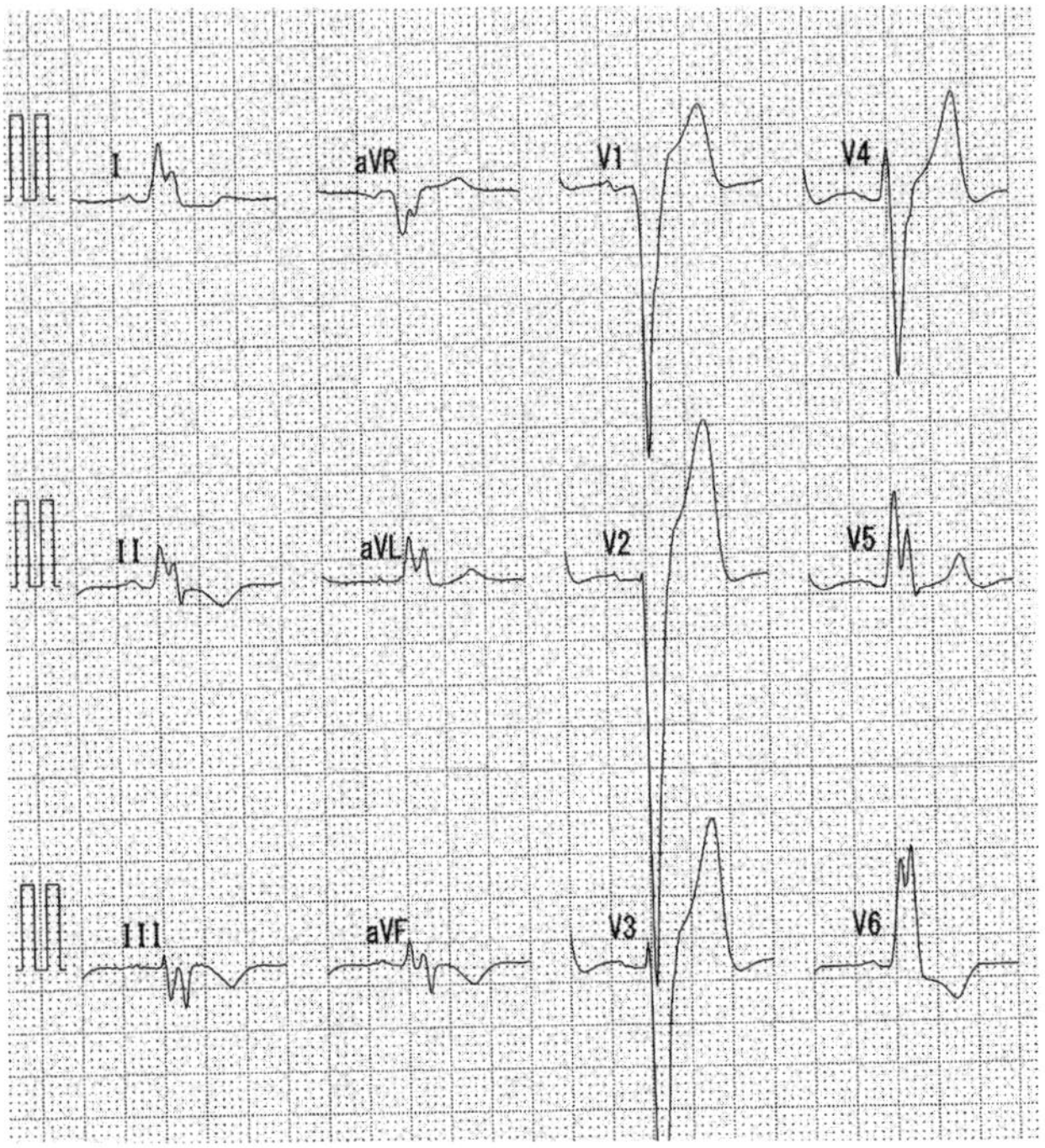

図32　心電図

した。また心臓内に水が溜まっている（心嚢液貯《しんのうえきちょ》留《りゅう》）こともわかりました（**図31**）。心電図でも、左軸偏位と完全左脚ブロックが認められました（**図32**）。

　こうした検査データから、Dさんは慢性心不全（陳旧性心筋梗塞）および虚血性心疾患と診断され、そのまま入院、冠動脈バイパス手術を受けることになりました。手術は4月21日、同総合病院心臓血管外科で行われました。

手術中、Ｄさんの心臓の一部（左室の下壁側壁）の心筋組織はすでに壊れていることがわかったそうです。

手術後は、ＣＰＡＰを使っても中枢性睡眠時無呼吸症候群（ＣＳＡＳ）の改善が得られず、ＡＨＩは43・８と高かったため、５月になってＣＰＡＰの代わりにＡＳＶ（順応性自動制御換気）を導入しました。

ＡＳＶは、ＣＰＡＰのように一方的に患者さんの気道に空気を送るのではなく、患者さん自身の呼吸のリズムに合わせて適正な量の酸素を送り込む機能をもつ機械です。

ＣＰＡＰ治療でうまく効果が表れない中枢性睡眠時無呼吸症候群（ＣＳＡＳ）の患者さんには、ＡＳＶが有効です。

ＤさんはＡＳＶの使用によって、ＡＨＩ値が９・９と改善しました。また５月21日の心エコー検査では、ＥＦは術前の28％から36％まで回復していました。

Ｄさんの心不全症状は順調に改善し、まもなく退院となったのです。

循環器内科との連携が奏功

退院後の6月2日、Dさんは一人でしっかり歩いて当院を受診しました。

ＡＳＶの治療によってＡＨＩ値は８・０（ＡＩ４・０、ＨＩ４・０）、血圧は１２８／78㎜Hg、さらに心拍数（70回／分）も血中酸素飽和度（98％）も良好で、心肺機能にまったく問題ありません。

あのまま漫然とＣＰＡＰ治療だけを行っていたら、生命にかかわる重大疾患に陥り、生命の危険にさえつながりかねない状態でした。退院して復活したＤさんは、ＡＳＶと内服治療によって元気に通常どおりの日常生活を続けられています。

ＯＳＡの患者さんのＣＰＡＰ治療に対して、定期的な管理を行っている主治医としては、循環器内科医と密接に協力し、ときにはＤさんのようにＡＳＶを積極的に使用していくことも非常に重要であることを学びました。

第 4 章

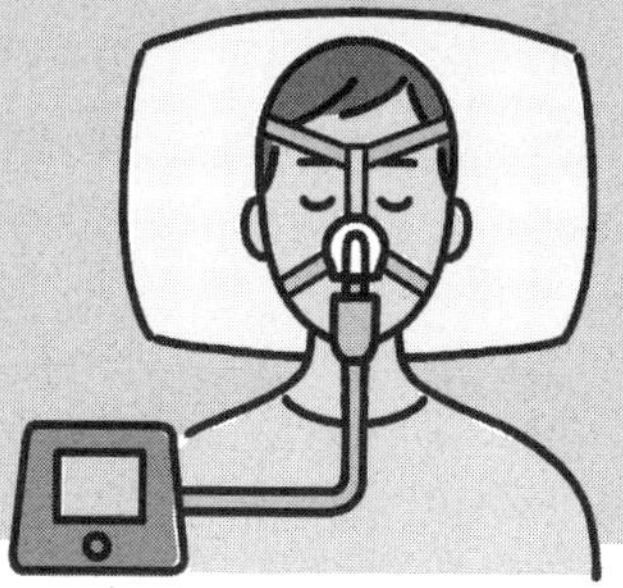

CPAP治療で健康長寿を獲得する

使用データから使いやすさを改善、重大疾患リスクを監視

最新のCPAP治療とは

ＣＰＡＰは、患者さんの気道に適度な空気を送ることで、睡眠中無呼吸の原因となる気道の閉塞を防ぐ治療機器です。

閉塞性睡眠時無呼吸（ＯＳＡ）の患者さんが急激にふえていることを背景にＣＰＡＰ治療は広まりました。機器も日々進化して、より高い治療効果が得られるようになっています。

最近のＣＰＡＰの機器は、とても良くなっています。とくに、患者さんが睡眠中にどのようにＣＰＡＰを使用していたか、装着中に患者さんがどのような呼吸をしていたか、あるいはいびきの程度、無呼吸の回数とその持続時間なども含めたデータが、日にち、時間経過とともに詳しく記録される点です。

これらのデータは機器にセットしたSDカードに記録されます。

CPAP治療の患者さんを管理する医師は、この記録を定期的にしっかりと検討することで、次の必要な行動につなげていくことができます。これによって、

①患者さんのCPAP継続のための諸対策

②患者さんの睡眠中の呼吸状況の管理

③患者さんの心臓機能（近い将来に起こりうる重大疾患リスク）の把握と対策

などが可能になってきました。これは非常に重要な進化です。

CPAP治療は、残念ながらOSA自体を完治させるためのものではありません。とりあえず、いま起こっている睡眠時の無呼吸という症状をなくし、安定した呼吸と質の良い睡眠を患者さんにもたらすための治療です。

そのようなCPAP治療において、機器のデータにこれだけのことが記録されるようになってきたことは、患者さんにとって大きな福音となっています。CPAP治療では、患者さんの睡眠中の使用データをしっかりと解析し、問題を改善していくことこそ、最も重要なことなのです。

この章では、CPAPに記録された個々の患者さんのデータを、医師がどのようにみて

対処していくのかを解説していきます。

実際の患者さんのデータをパソコンの画面上に映し出される画像で見ながら、何をどのように見てどう活用されているのか、以下詳しくみていきます。

4つのグラフが示す情報

ＣＰＡＰ治療は自宅で睡眠中に行うものですが、定期的に受診していただき問診等を受けていただきます（当院では月に一度）。受診時、患者さんはＣＰＡＰ本体に記録媒体として挿入されているＳＤカードを持参していただきます。

患者さんが受診時に持参したＳＤカードをＣＰＡＰ解析専用のパソコンに接続すると、**図33**（１３６ページ）のような画面が出てきます。これを患者さんと一緒に見ながら、データを説明します。患者さんに状況をうかがいながら、使用上うまくいってない部分を指摘したり、その改善点を探ったりしていきます。

図33の画面を見てください。グラフの横軸はすべて日付です。

図に出てくる４つのグラフのうち、いちばん上はＣＰＡＰの使用状況です。縦軸は24時制で示した（時計の）時間で、何時から何時まで装着していたかがわかります。時間軸は下から上へ経過していきます。

上から2番目のグラフは、チェーンストークス呼吸の発生の割合を示しています。縦軸はCPAPを何時間装着していたかの時間で、その中でどのくらいの割合でチェーンストークス呼吸が起こっていたかが表されています。

3番目のグラフは、CPAPを使用しても残存するAHI（1時間中の無呼吸＋低呼吸の回数）の値です。縦軸がAHI値です。AHI値を表す棒グラフは色分けされていて、そのうちAI（無呼吸の回数）がどのくらいを占めていたかも示されています。

そしていちばん下のグラフでは、患者さんが装着したマスクからの空気漏れ（リーク）がどの程度起こっているのかを見ることができます。それぞれ具体的にみていきましょう。

CPAP継続の重要性をリアルに説明

たとえば、いちばん上のグラフの△印（7月8日）はすべてブランクになっていますが、これはこの日は患者さんがCPAPを装着せずに就寝したことを示しています。

使用しなかったのは1か月間でこの日だけなので、なぜこの日は使用できなかったのか、その理由などをうかがい対処します。

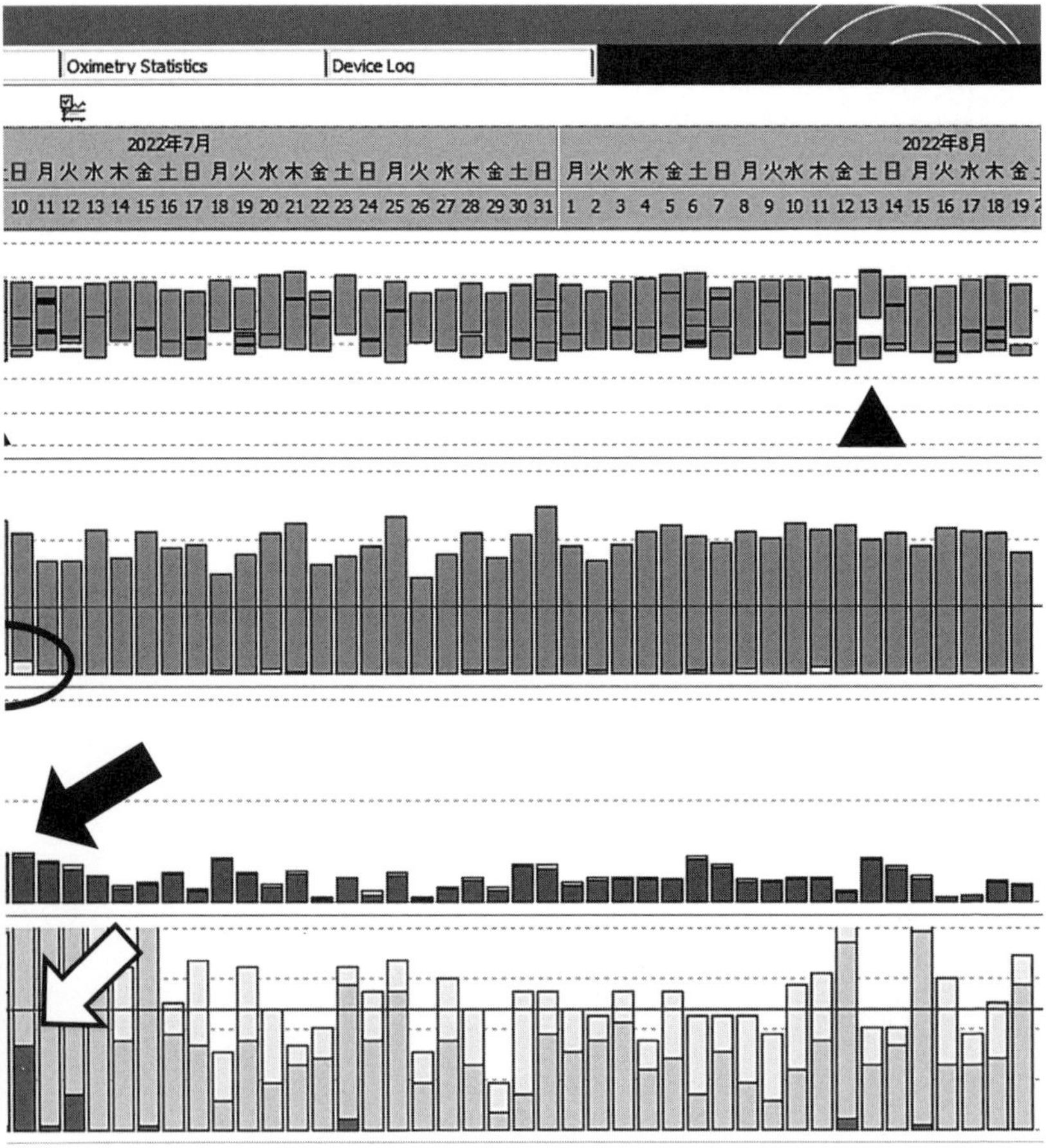
Oximetry Statistics
Device Log
2022年7月
2022年8月
日 月 火 水 木 金 土 日 月 火 水 木 金 土 日 月 火 水 木 金 土 日 月 火 水 木 金 土 日 月 火 水 木 金 土 日 月 火 水 木 金
10 11 12 13 14 15 16 17 18 19 20 21 22 23 24 25 26 27 28 29 30 31 1 2 3 4 5 6 7 8 9 10 11 12 13 14 15 16 17 18 19

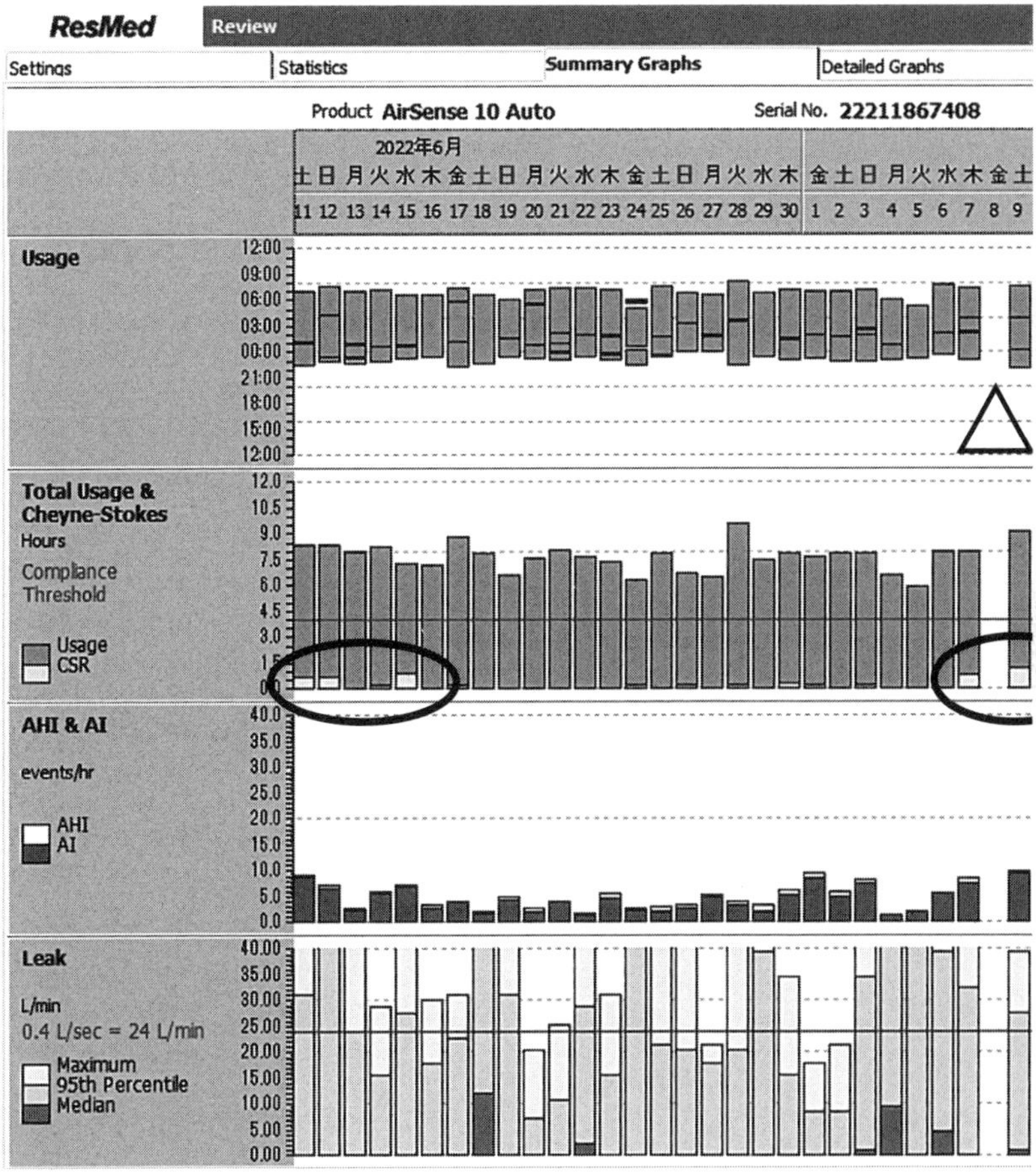

図33　CPAPの使用データ①

右の▲印（8月13日）を見ると、0時ごろから少しグラフが途切れています。これはCPAPを装着して寝たが、途中でマスクを外した（外れた）ことを示しています。無意識に外してしまったのか、トイレに起きて再装着を忘れたのかなど、状況をうかがって対処します。

CPAPは前述のように、使用する時間が、その効果を決めるといっても過言ではありません。4時間以上使用して、初めて効果が出る治療です。

どのような理由にしろCPAPを外して眠っていれば、強い無呼吸が頻繁に起こるため、心筋梗塞や脳梗塞を起こすリスクが高くなってしまいます。

したがって、結果として外れるようなことも含めて、CPAP使用が途切れることを極力なくしていくことが、治療管理者としては重要になります。

CPAPは患者さんが主体的に行う治療ですから、患者さん自身が睡眠中にCPAPを外す危険性を十分に理解していただくことは、根本的にとても大切になります。

CPAP治療のモチベーション（動機付け）を、治療開始後も医師が続けて管理していくことが大切なのです。

チェーンストークス呼吸には要注意

次に上から2番目のグラフ（チェーンストークス呼吸の割合）です。楕円で示した部分で、チェーンストークス呼吸（CSR、39ページ参照）が検出されています。この特徴的な無呼吸のパターンは心臓の負担などから起こっているもので、気道が閉塞して起こっている無呼吸（OSA）とは異なるものです。

チェーンストークス呼吸が多くなると、生命にかかわる重大な疾患のリスクが高まっている可能性があることもしっかりと説明します。

この患者さんの場合は、ほとんど問題はないようです。そこで**図34**（140ページ）を見てください。これは別の患者さんのデータで、チェーンストークス呼吸が頻繁に見られます。

白矢印が示しているように、チェーンストークス呼吸（CSR）が連日たくさん検出されています。歩いているときに動悸や息切れが出ていないか、脚のむくみがないかなど、心不全を示すような症状の有無について尋ねます。

もしも該当する症状があり、血圧や脈圧（最高血圧と最低血圧の差）の上昇が伴ってい

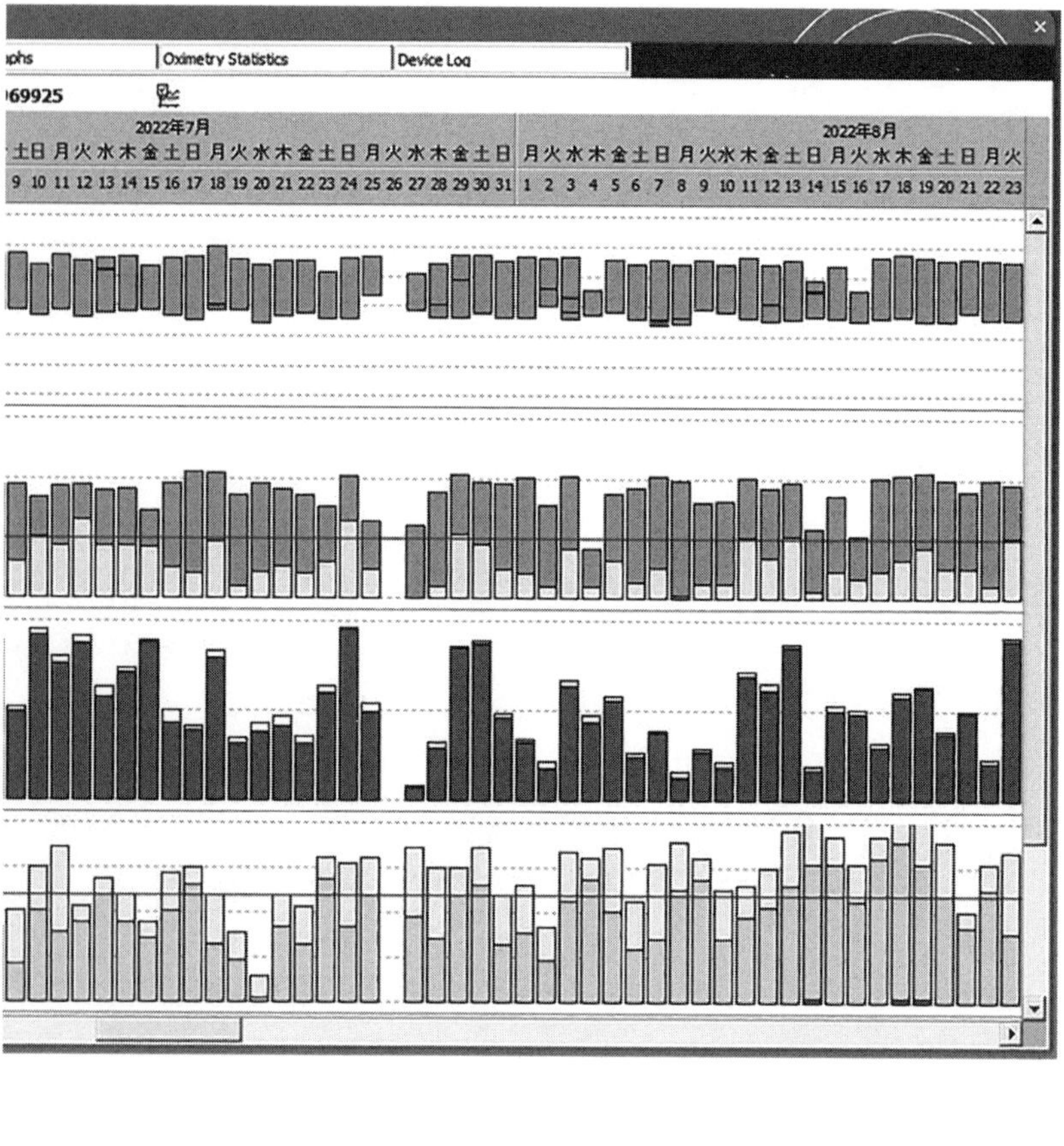

aphs
Oximetry Statistics
Device Log
69925
2022年7月
2022年8月
土日月火水木金土日月火水木金土日月火水木金土日
9 10 11 12 13 14 15 16 17 18 19 20 21 22 23 24 25 26 27 28 29 30 31
月火水木金土日月火水木金土日月火水木金土日月火
1 2 3 4 5 6 7 8 9 10 11 12 13 14 15 16 17 18 19 20 21 22 23

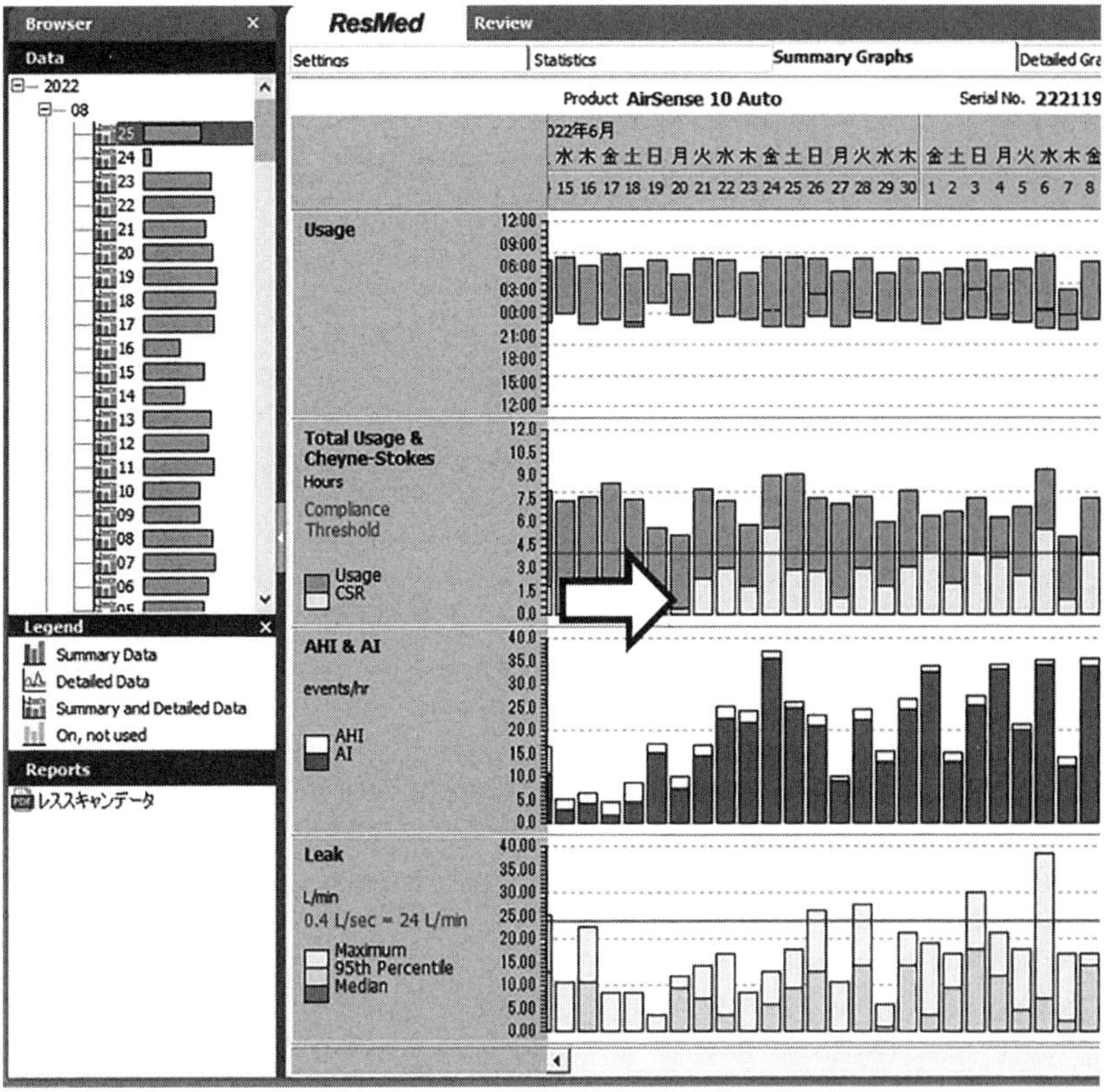

図34　CPAPの使用データ②。チェーンストークス呼吸が頻発

れば、専門的な循環器内科を紹介して精密検査をすすめます。

空気漏れ状況・無呼吸の回数から空気圧設定を検討

図33の上から3つ目のグラフ（ＡＨＩ値）で黒い矢印が示す日（7月10日）は、ＡＩ（無呼吸）が1時間あたり10回程度記録されています。これは、この患者さんにとってＣＰＡＰの効果が十分に出ている結果ではありますが、正常は5回以下ですので、さらに改善の余地はあるのかもしれません。

図33のいちばん下のグラフ（空気漏れ具合）では、白い矢印が示す日（7月10日）は、マスクからの空気漏れがやや多かったことがわかります。

ＣＰＡＰが患者さんの気道へ設定した圧力でしっかりと空気を送るには、マスクが密着している必要があります。マスクから空気が漏れれば送られる空気圧も弱くなり、無呼吸の発生を防ぎきれないのです。

この方の場合、マスクの空気漏れは全般的に正常範囲内と見ることができます。同時に、ＡＨＩ値は10程度になることが少なくありません。したがって、使用中の鼻の乾燥感や痛みなどの症状がひどくなければ、ＣＰＡＰから送る空気圧の設定をもう少し上げたほうがよいのかもしれません。

このあたりのことを十分に説明して、患者さんの希望も聞きながら、一緒に対処法や改善策を考えていきます。余談ですが、患者さんによっては昼寝のときも必ずＣＰＡＰを使用するという方がいらっしゃいます。その昼寝のデータを見ると、夜間と同じように無呼吸が起こっていることがわかります。仮眠だといって気を抜かずにＣＰＡＰを使用していただきたいものです。

マスクの劣化なども考える

図35は、同じ患者さん同じ受診時の１か月間のＣＰＡＰ使用データを平均して（総合して）まとめて示した画面です。

表のいちばん上は「使用した時間」、２番目は「呼吸器のはたらき（無呼吸や低呼吸の回数）」、３番目は「空気漏れの状態」、いちばん下はＣＰＡＰが送る「空気圧」が、それぞれ数字で表されています。

このグラフでは、使用した時間の平均は「８時間１分」となっています（楕円指示部）。十分に使用されていて、患者さんがＣＰＡＰ治療に対して積極的であることがわかります。

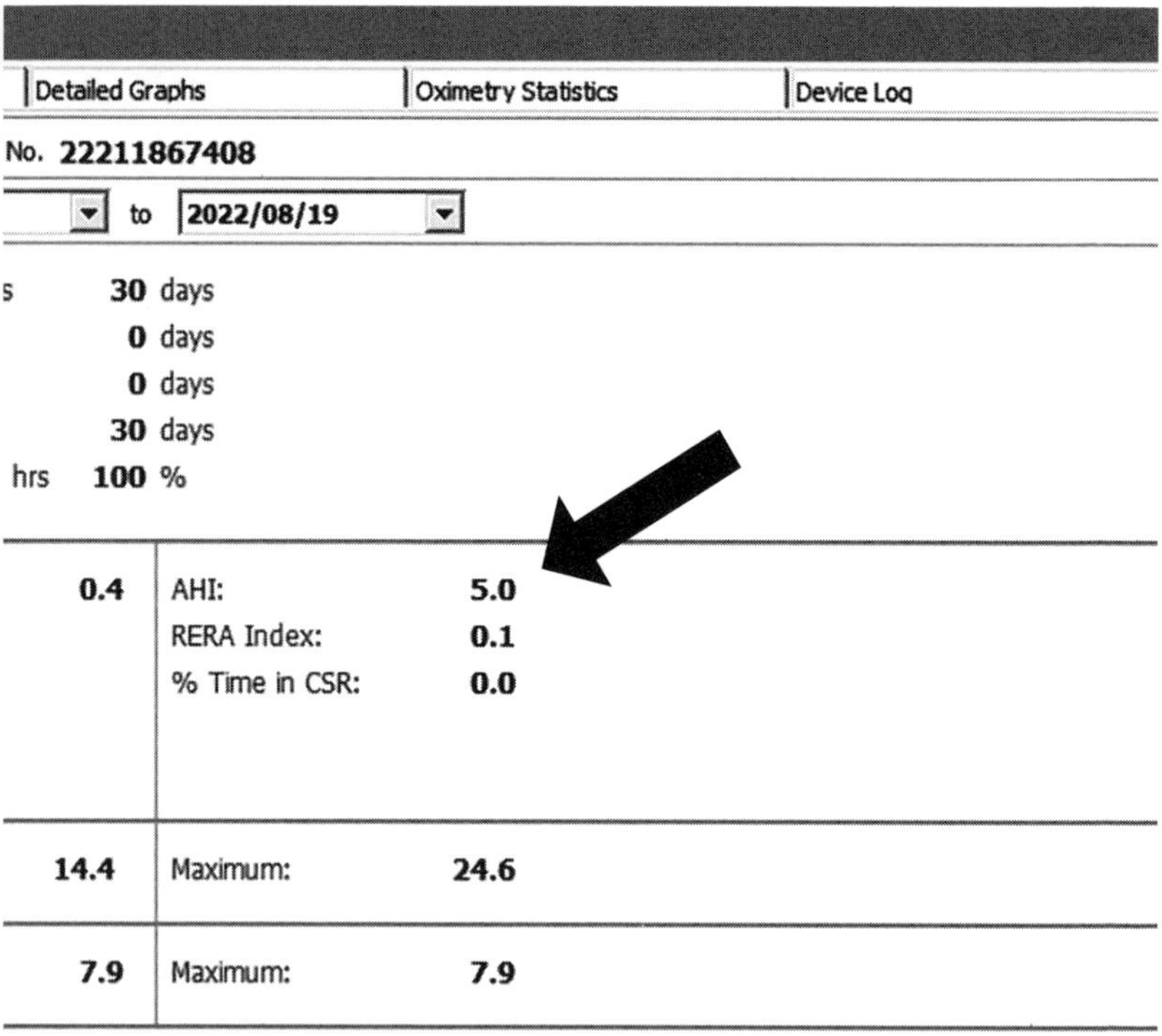
Detailed Graphs
Oximetry Statistics
Device Log
No. 22211867408
to 2022/08/19
30 days
0 days
0 days
30 days
hrs 100 %
0.4
AHI: 5.0
RERA Index: 0.1
% Time in CSR: 0.0
14.4
Maximum: 24.6
7.9
Maximum: 7.9

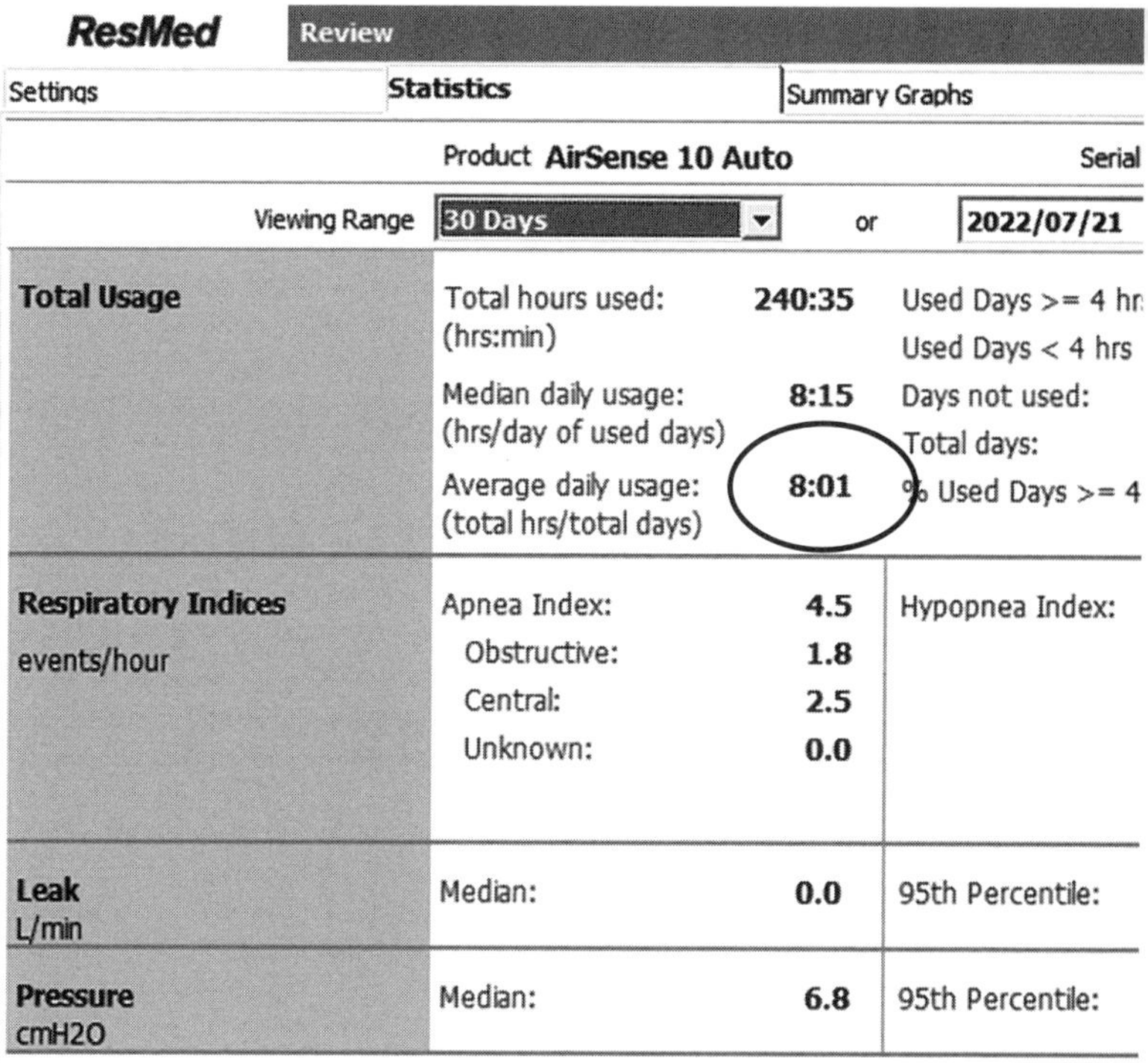

ResMed Review

| Settings | **Statistics** | Summary Graphs |

Product **AirSense 10 Auto** Serial

Viewing Range **30 Days** ▼ or 2022/07/21

Total Usage	Total hours used: (hrs:min)	**240:35**	Used Days >= 4 hr Used Days < 4 hrs
	Median daily usage: (hrs/day of used days)	**8:15**	Days not used: Total days:
	Average daily usage: (total hrs/total days)	**8:01**	% Used Days >= 4

| **Respiratory Indices**
events/hour | Apnea Index:
  Obstructive:
  Central:
  Unknown: | **4.5**
1.8
2.5
0.0 | Hypopnea Index: |

| **Leak**
L/min | Median: | **0.0** | 95th Percentile: |

| **Pressure**
cmH2O | Median: | **6.8** | 95th Percentile: |

図35　CPAPの使用データ③

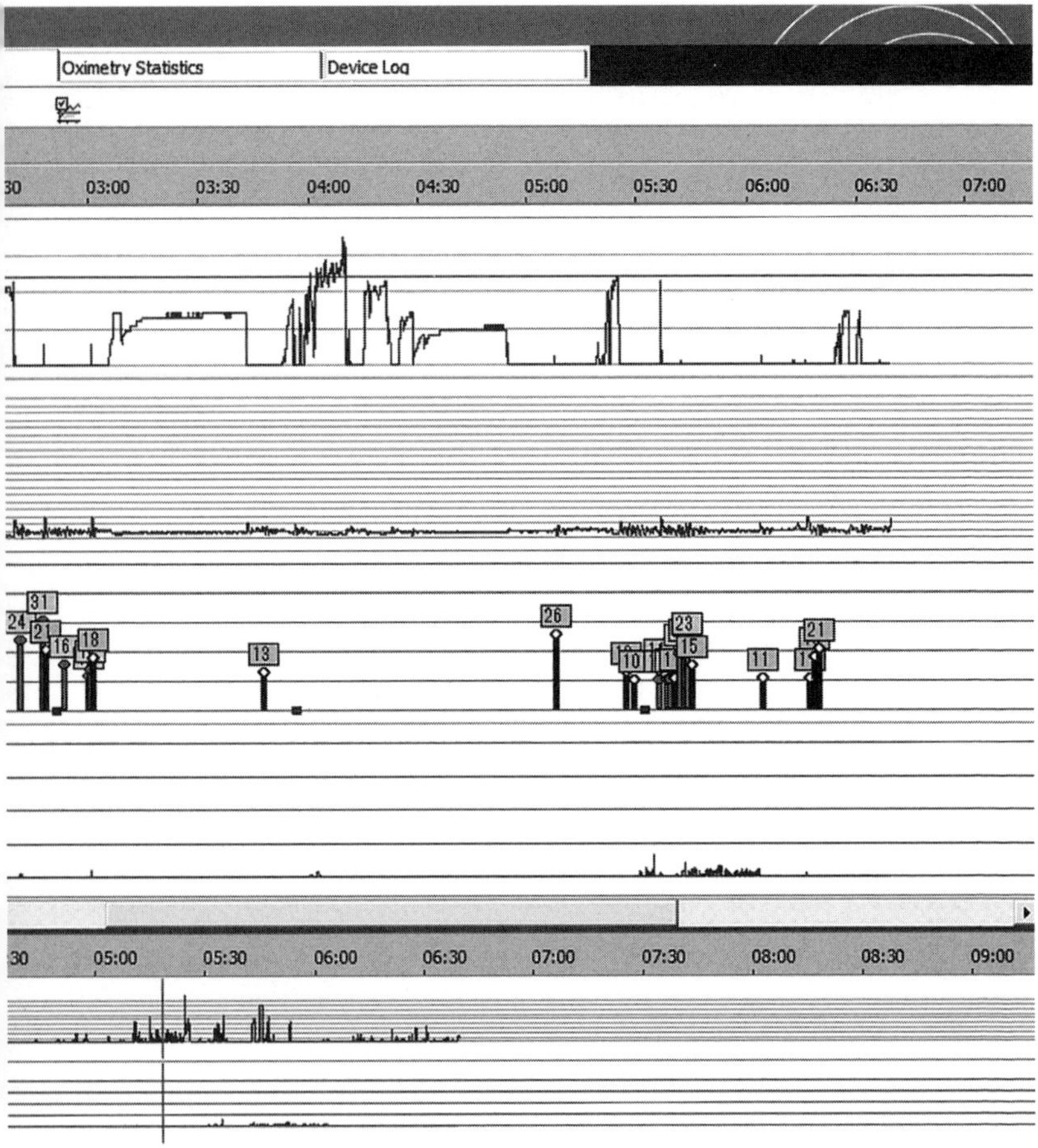
Oximetry Statistics
Device Log
30 03:00 03:30 04:00 04:30 05:00 05:30 06:00 06:30 07:00
31
24
21
16
18
13
26
23
15
10
11
21
30 05:00 05:30 06:00 06:30 07:00 07:30 08:00 08:30 09:00

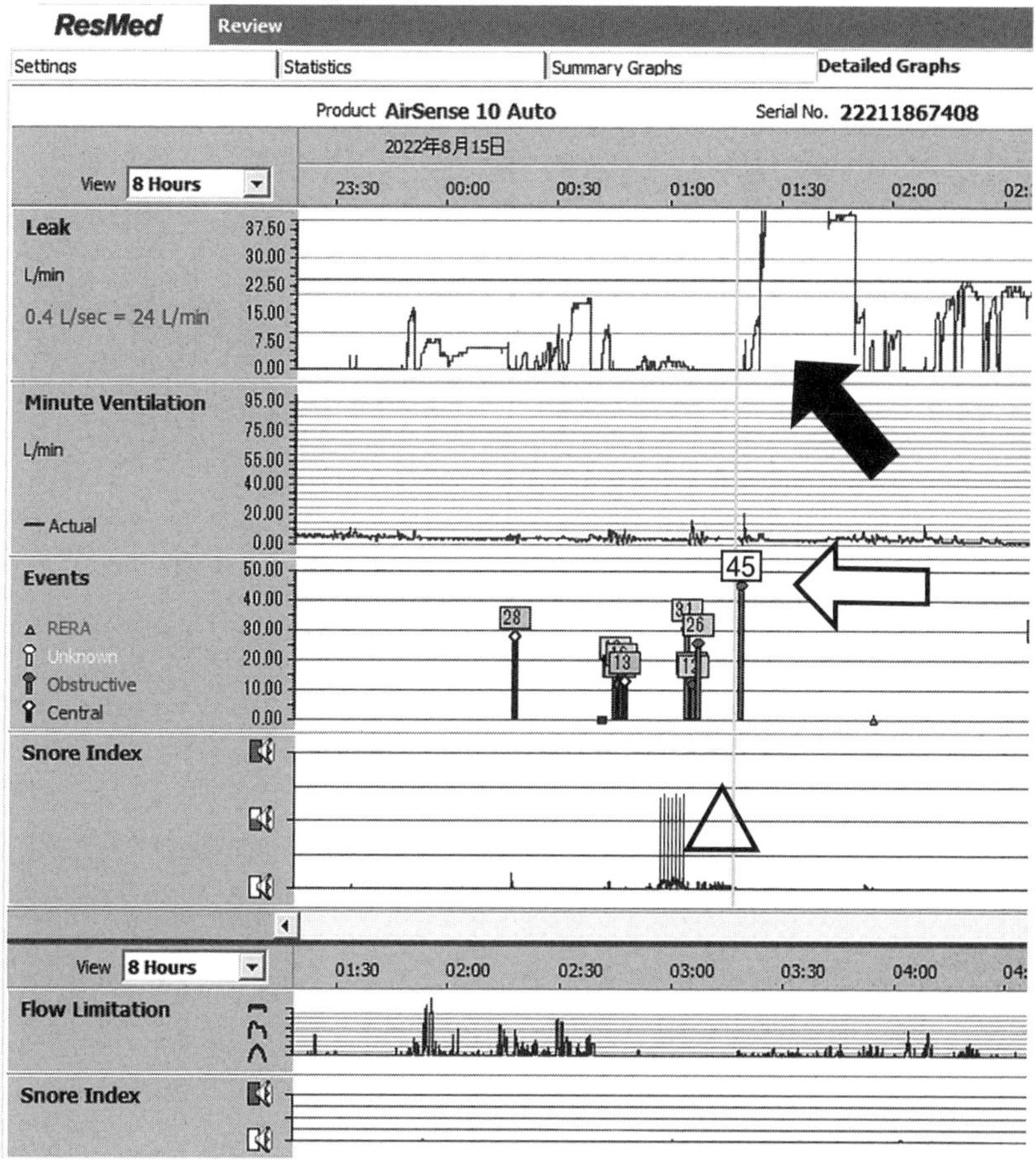

図36　CPAPの使用データ④

このことを評価して伝えます。

次に重要な呼吸状況ですが、ＡＨＩ値（無呼吸低呼吸回数／時）の平均は５・０と、ぎりぎりで正常範囲内に制御できていることを説明します（黒矢印部分）。

図36は、前に示した画面から30日間のうちで無呼吸や空気漏れが強かった日（8月15日）を選んで、さらに詳細なデータを表したものです。

黒矢印の部分（午前1時半前後）で、空気漏れが強くなっていることがわかります。これはＣＰＡＰを装着中に口が開いてしまっている可能性を示しているので、睡眠中に口の中が乾くことがないかを尋ね、あれば対処します。

たとえば、鼻マスクのシリコン部分が劣化して硬くなっていないか、鼻マスクを固定するためのバンドが伸びきっていないか、さらにバンドを固定するマジックテープの付着性が良好であるかなどを調べます。

ＣＰＡＰ治療を継続していると、マスク部分で劣化しているところも出てきます。劣化が確認できれば、その部分は交換します。

呼吸の状況に応じて空気圧など調整

無呼吸の状況については、同図の白矢印部分で45秒という、やや長い無呼吸があることがわかりました。無呼吸の「回数」としては正常範囲内ですが、ここの1回で見られるように長い時間の無呼吸があることに注意します。

胸の痛みなどの胸部症状がないか、悪夢を見ることがないかなど、長い無呼吸による症状がないかを尋ねます。もし症状がある場合には、空気圧を上げるなどの対処が必要になります。

空気圧を上げれば無呼吸を制御する能力が上がりますが、患者さんの違和感が大きくなる可能性もあります。このあたりも十分に説明して、患者さんと一緒に改善策を決めていきます。

この患者さんの場合、残っている無呼吸の回数や時間、またCPAP使用中にいびきも少し出ていることなどが気になります（同図の白三角）。そこで、熟睡感があるか、朝起きたとき眠気が残っていないかなど質問しました。

患者さんは熟睡感に不満があり、朝の眠気も感じていたので、空気圧の調整を提案しました。

CPAPの継続のために、遠隔オンライン診療も

快適な睡眠生活を習慣化できるように

CPAP治療は、OSAを治すために行う治療ではありません。「無呼吸」という大変に危険な状態が睡眠時に何度もくり返される、その症状を起こらないようにするための措置です。本人も気づかないまま無呼吸になることがいかに危険かは、本書でくり返し強調してきたとおりです。

したがって、CPAP治療に「いつまで」という期限はありません。眠るときはCPAPを使う、なぜならそれが快適だからと、そういう生活習慣を患者さんが獲得していただくことが最終目的といえるでしょう。

医師は、そのために最大限の補助を継続していきます。それが月に一度程度の定期的な通院になります。

通院が難しい場合にはオンライン診療も可能

月に一度程度という通院の頻度については、多くの患者さんにとってさほどの困難にはならないと思います。

しかし、せっかくCPAP治療を開始してようやく慣れて、毎晩快適な睡眠が得られるようになったのに、歩行が困難になった、コロナ禍で受診できない、引っ越した等々さまざまな理由で通院が難しくなってしまう場合も少なくありません。長期の使用になればなるほど、通院できない事態に直面する可能性は高まっていきます。

そのような場合のために、患者さんが在宅のままでも可能な「在宅オンライン診療」の環境が整ってきています。

このシステムを使えば、患者さんのCPAP使用状況は、患者さんが朝起きてCPAPを外して1時間後から自動的に、特定のクラウド上のサーバーに記録されるようになります。

医師は遠隔地にいても、いつでもオンラインでそこにアクセスできます。患者さんの使用状況は、いつでも診療室で自由に見ることができる、というシステムが実用化しているのです。
パスワード等のセキュリティ管理によって、データを見ることができるのは特定の医師のみです。月に一度程度の定期検診の際に、医師は患者さんのデータを表示する画面を見ながら、自宅にいる患者さんと直接対面でコミュニケーションを取ることができるわけです。

遠隔オンラインの診療システムは、患者さんが将来、通院が難しくなったときのための対策だけではありません。CPAP治療を開始したいが通院できない、困難であるという患者さんに対しても、治療の可能性を大きく拡げています。

私はこの点でもオンライン診療の仕組みを評価したので、厚生労働省指定オンライン診療研修を受講し、修了しました。間もなくコロナ禍となり、2023年3月15日の段階では9名の患者さんに対して、遠隔モニタリングを用いたCPAPのオンライン診療を行っています。

詳細なデータは得られないのが難点

CPAP治療の継続のためには、患者さんの使用データを見て治療環境の改善を検討していくことが重要である、と本項で述べてきました。それは、このようなオンライン診療で十分に可能になります。

たとえば、モニタリングで空気圧を上げてみることを提案して実施することになれば、医師が駆けつけなくてもオンラインで、患者さんの自宅で稼働しているCPAP装置の設定を変更することができます。

具体的には、クラウドサーバーから得られた情報にもとづいて、空気漏れが多い状況であればマスクの状態を患者さんにうかがいます。バンドが緩くなっていないか、鼻マスクのシリコンが硬くなっていないかなどもうかがいます。

鼻の痛み、起床時の鼻漏（鼻水）などがあれば、空気圧を下げることを提案します。患者さんも同意して希望されれば、オンラインで空気圧の調整を行います。

鼻閉（鼻づまり）や鼻漏が強いときは、抗アレルギー剤や点鼻薬を使うことも提案できます。使用時間が短ければ、その理由をうかがって、使用時間が短くなってしまう原因を考え、改善方法を説明します。

こうしたことは通院した場合とほぼ同じように対応できます。

ただし、通院でSDカードを持参された受診と異なるのは、本章で述べたような詳細なデータは得られない、ということです。日ごとに何秒の無呼吸が何回あるか、いびきの状態はどうか、などについてはわかりません。

問診等によって情報を補い、注意深く対処していくことが必要になります。

第 5 章

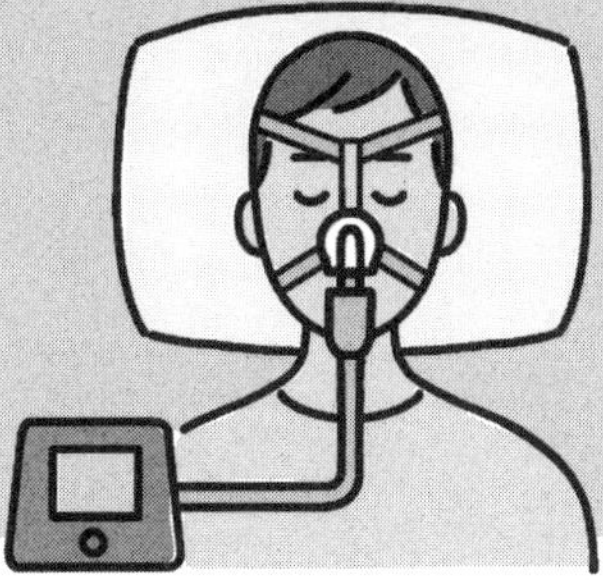

「睡眠」によって健康長寿を獲得できる

「良い睡眠」が幸福をもたらす

睡眠不足のツケは老後の健康で払う?

睡眠時に起こる無呼吸は、生命維持に不可欠な酸素を不足させ、重大疾患のリスクを高めます。しかし問題は、それだけではありません。

睡眠時の無呼吸のために慢性的な睡眠不足に陥っていて、それがさまざまな生活習慣病を引き寄せることが問題です。

閉塞性睡眠時無呼吸(OSA)のせいでぐっすり眠れない、寝起きが悪い、夜中に何度も目覚めるという毎日が続き、知らないうちに心身にダメージを受けている人はとても多いのです。

CPAP治療でOSAが治っても、完全に睡眠の問題が解消されない患者さんもいます。もちろん、OSAがなくても中途覚醒など睡眠障害に悩む中高年の方は非常にたくさんいます。

たかが睡眠、されど睡眠です。毎日の当たり前の習慣ですが、良い睡眠を十分にとれていないと、その「ツケ」は知らないうちにたまりにたまって、それが将来確実に心身の不調につながっていきます。

「睡眠負債」という言葉が流行語のベスト10に上がったこともありますが、正に睡眠負債の増大は確実に老化を早め、生活習慣病を呼び、最終的な寿命をも左右していることは間違いありません。

経済協力開発機構（ＯＥＣＤ）が33か国で平均睡眠時間を調査した結果によると、日本人が最下位でした（7時間22分）。またＮＨＫの国民生活時間調査では、２０２０年の日本人の平均睡眠時間は60年前（１９６０年）に比べて1時間以上も少なくなっていることがわかっています。

私たちは、放っておけば知らずに睡眠負債を拡大していく生活を送っているということ、そしてそれが老後の幸せを壊してしまう可能性も高いことを理解しておくべきです。

この機会に、睡眠の重要性について、もう一度考えてみることをおすすめします。

睡眠不足はなぜ老化を早めるのか

睡眠不足が美容や健康に悪いことは、よく眠れずに朝を迎えたときの気分を思い起こせば理解できると思います。実際、睡眠不足の生活を何年も続けていると心身の老化が進み、健康を害すことがわかっています。

第一に、良い睡眠は「成長ホルモン」を十分に体内に供給してくれます。

「寝る子は育つ」といわれますが、実際に深くぐっすりと眠っているときに、成長ホルモンは盛んに分泌され、これが健康を維持しているのです。

それは中高年になっても、変わることはありません。からだの成長期を終えた青年期、熟年期、そして高齢期であっても、成長ホルモンは心身の健康維持のために不可欠なものです。

なぜなら、成長ホルモンは細胞の新陳代謝を活発にし、疲労を回復させて免疫力を上げてくれるからです。中枢神経の代謝にもかかわっているので、認知機能の低下も防いでくれます。

成長ホルモンは「若返りホルモン」ともいわれます。骨を丈夫にする、脂肪を燃やして筋力を増強する、肌をきれいにするといったはたらきもあります。運動の健康効果は高齢者でも大きいものですが、それは運動で起こった疲労をしっかり眠って休むことによって得られるものなのです。

睡眠不足は太りやすく、生活習慣病になりやすい

また、睡眠不足は食欲を増強して肥満に向かわせるリスクを呼びます。

睡眠が不足すると「グレリン」という空腹ホルモンがふえることがわかっています。そして逆に「レプチン」という満腹ホルモンがふえません。このため、睡眠不足が続くとつい食べすぎてしまい、太るのです。

寝不足が肥りやすいことは、肥満が大きなリスクとなっているOSAの悪化にも相乗的に悪影響を及ぼしている、ということになります。

さらに、肥満はメタボリックシンドロームを引き起こし、高血圧、高脂血症、糖尿病、心臓病、腎臓病、脳卒中といった生活習慣病を発症させ、悪化させます。また睡眠不足自体が、これらのリスクでもあります。

そのうえ、睡眠不足は脳の疲労を蓄積させますから、精神的なダメージにもつながりま

す。ストレスはぐっすり眠ることで不思議に消えるものですが、良い睡眠が取れないとそうした脳の疲労回復がうまくできなくなり、自律神経が不安定になって、うつ病などの心の疾患の発症リスクを高めます。

ストレスで眠れず自律神経が不調になると、その状態がさらにひどい睡眠障害につながるので、悪循環に陥りやすいことも問題です。うつ病などの心の疾患は睡眠不足が大きな発症リスクであり、また症状を悪化させるリスクにもなっています。

「睡眠」を知り、良い睡眠を得る

睡眠時間は「長さ」より「質」

日本人の平均睡眠時間は、世界で最も短いようです。しかし、睡眠不足は「睡眠時間」だけの問題ではありません。

ＯＳＡの患者さんは睡眠中に起こる無呼吸のせいでぐっすり眠れず、いつも日中から眠気を感じています。しかし、早目に床に入って睡眠時間を長く取っても、やはり朝スッキリと起きられず日中は相変わらず眠い、といいます。

睡眠で重要なのは時間ではなく、いかに寝たか、つまり「睡眠の質」です。

ＯＳＡは睡眠の質を劣化させる最も大きな要因となるわけで、治療が必要な人はまずはこれをＣＰＡＰ治療でなくすことが最重要である、ということを述べてきました。

ただし呼吸が正常にできることは当然のことで、呼吸障害以外にも良質の睡眠を妨げる要因はいくつもあります。ＣＰＡＰ治療を行っている患者さんで睡眠障害が気になる人も、生活の中で睡眠の質を改善していくことを考えるべきでしょう。

概日リズムに合った生活を

最も基本的なポイントは、１日のリズムに即して生活をする、ということです。

もともと人間の生理は、日中は元気に活動して夜は眠るようにできています。これは人間が進化の過程で獲得した、お日様の概日リズム（サーカディアン・リズム）です。ヒトがサルだった時代から、地球上には昼が来て夜になるというくり返しが続いています。さまざまな動物が、その概日リズムに適応することで自らの恒常性の生理（健康）を保っています。

人間の生理の根本も、この概日リズムにしたがって構築されています。

最もわかりやすいのは自律神経でしょう。

活動的になる日中の心身に合わせて昼間は交感神経が優位にはたらき、夜になれば休息してリラックスして栄養をたくわえるように副交感神経がはたらきます。こうして、体温、血圧、内臓のはたらき、筋肉のはたらき、脳内物質の分泌などが、私たちの１日の活動リズムに合わせて自動的にコントロールされているわけです（図37）。

自律神経は、基本的に概日リズムに合わせて交互にスイッチが入れ代わるようになっていて、それは自分の意識で変えることはできません。

同じように、現代社会がいかに発達して夜も楽しく活動できるようになっても、あるいは夜中の仕事がふえても、私たちの脳やからだにしみついた概日リズムはくつがえすことはできないのです。

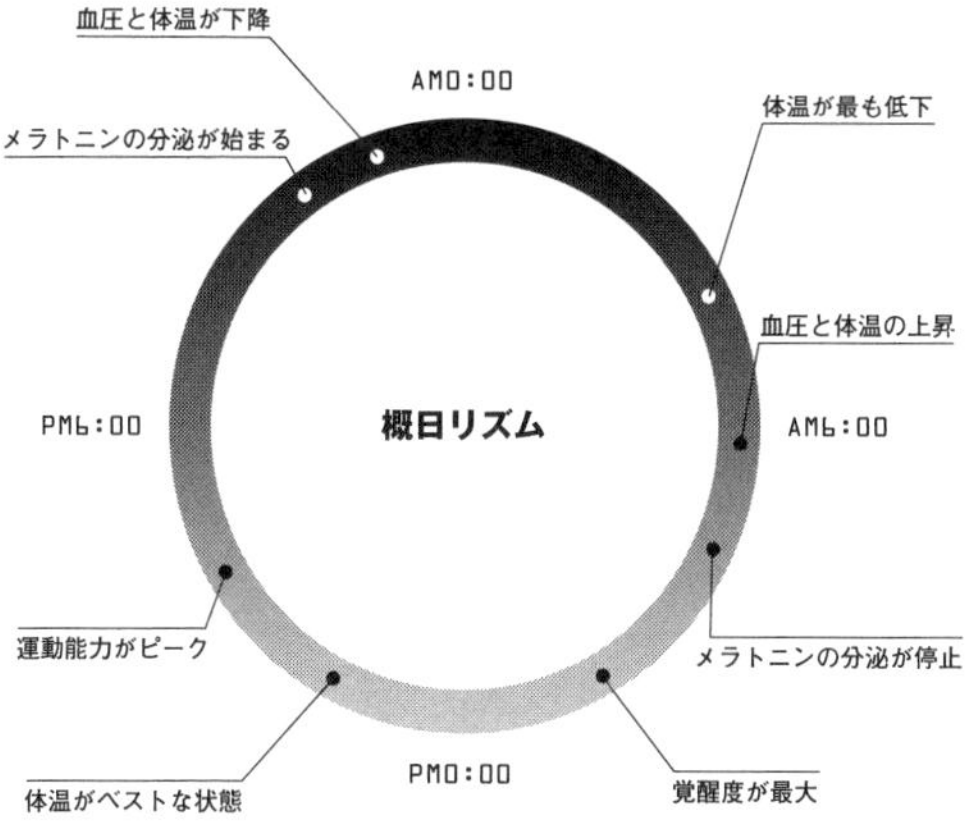

出典：『60歳からの睡眠の新常識』より作成

図37　心身の生理を支配している「概日リズム」

それに逆らって昼夜逆転の生活を続けていると、どうしても「ツケ」となって心身に残っていきます。いかに先端的な現代人であっても、健康を害していきます。中高年であれば、なおさらでしょう。

睡眠は、概日リズムにしっかりと組み込まれている基本的な行為です。質の良い睡眠を得るには、まず1日のリズムに合わせて規則正しい生活を続ける、ということが基本になります。

レム睡眠とノンレム睡眠

質の良い睡眠を得るための「規則正しい生活」のコツはいくつかありますが、それを理解するために知っておきたい睡眠のメカニズムがもう一つあります。

それは、ひと晩の中でくり返されている「睡眠のリズム」です。

睡眠が概日リズムに組み込まれている一方で、ひと晩の睡眠の中にも一定のリズムがあります。「レム睡眠」と「ノンレム睡眠」という2種類の睡眠が1時間半から2時間くらいの周期で交互にくり返されることで、質の良い睡眠となるのです。

レム睡眠のとき、からだは眠って休んでいますが、脳は活動しています。このとき瞼の中では眼球が素早く動いている（Rapid Eye Movement）のが特徴で、その頭文字を取ってレム（ＲＥＭ）睡眠と名付けられています。

とくにレム睡眠時は骨格筋が弛緩する（ゆるんで緊張がなくなる）ので、気道を確保する筋肉もゆるみます。したがって、閉塞性睡眠時無呼吸（ＯＳＡ）が起こりやすくなる時間帯でもあります（45ページ図5参照）。

レム睡眠のときに起こすと、8割くらいの人は夢を見ていたといいます。日中にあったことの記憶を反芻して、脳に定着させるための睡眠ともいわれています。このとき心拍数や血圧なども不安定に上がります。眠りが浅く、朝レム睡眠のときに目覚めるとスッキリと起きられます。

一方、ノンレム睡眠（REMのない睡眠）では、からだとともに脳の活動も最低限まで低下していて、ぐっすり眠っている状態です。これは脳や肉体の疲れを実質的に取っている睡眠です。

ノンレム睡眠は、眠りの深さにより4段階（睡眠段階）に分けられます。

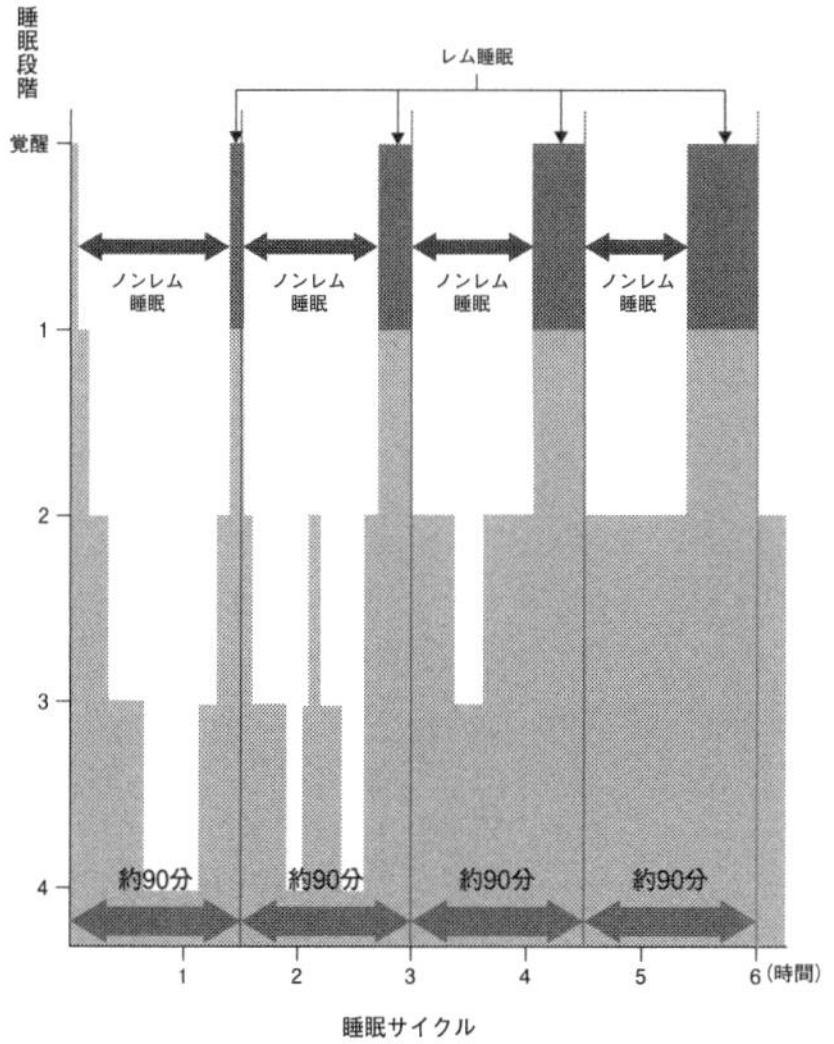

出典：『60歳からの睡眠の新常識』より作成

図38　レム睡眠とノンレム睡眠の周期リズム

眠りのリズムをひと晩で俯瞰してみると、眠りに就くとまずはノンレム睡眠から始まって、ぐんぐん深い眠りに入っていきます。1時間ほどでひと晩で最も深い眠りに入りますが、しばらくすると再び眠りは次第に浅くなっていき、眠りについてから90分ほどたったときに最初のレム睡眠が表れます。

このような約90分のレム睡眠～ノンレム睡眠の周期は、ひと晩に3～5回繰り返されます。睡眠の前半の3時間はノンレム睡眠の深い眠りが多く、後半になるにつれてレム睡眠がふえていきます。また最初のレム睡眠は10分前後と短く、目覚める時間に近づくにつれて20分、30分と長くなります。このため、朝方の長いレム睡眠での夢は印象深くなるわけです。（図38）。

眠りのホルモン、メラトニン

睡眠はからだの概日リズムにしっかりと組み込まれている、と述べました。

夜になれば少しずつ活動が鈍ってきて、リラックスしてきて、やがて眠くなってベッドに入る。そして朝になれば起きて、再び活動する。

この体内時計を調整しているのが、脳の中心部にある松果体から分泌される「メラトニン」というホルモン（神経伝達物質）です。

メラトニンは夜になると分泌され、深部体温を下げて、からだを眠りに誘います。

眠っているあいだも盛んに分泌されていますが、朝起きて活動するころから少なくなり、日中はずっと少ないままです。そして目覚めてから15時間前後が経過して、また夜になって暗くなってくると分泌され、眠くなるのです。

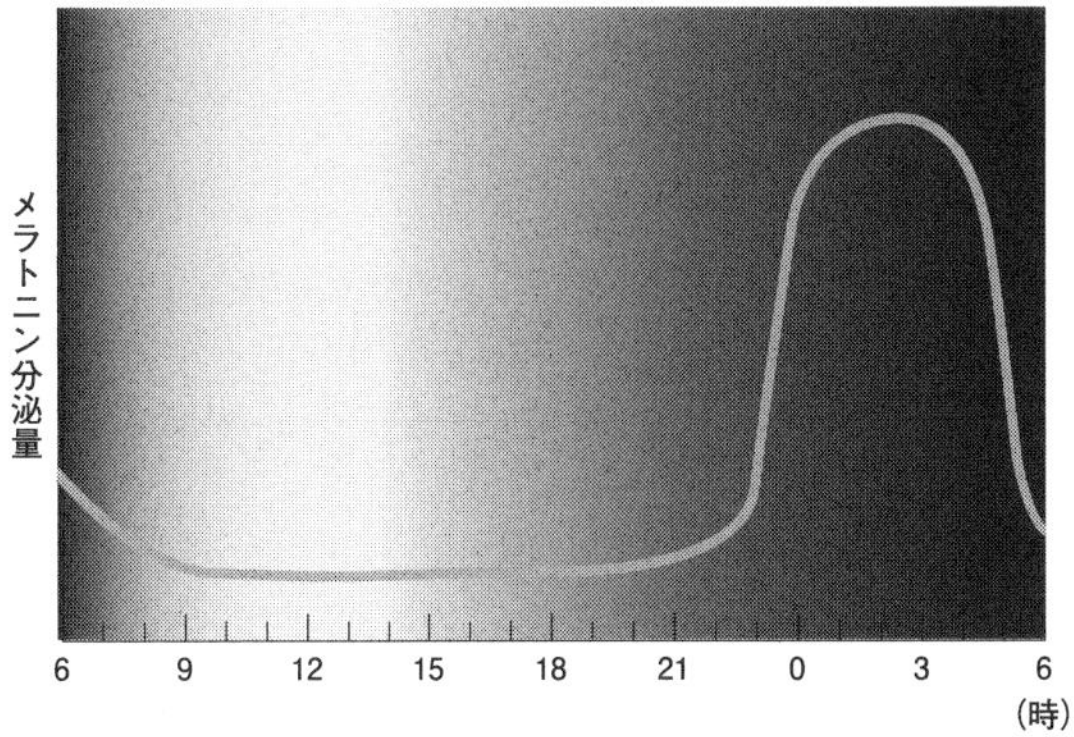

出典：HP「体内時計.com」より作成

図39　夜になると多く分泌されるメラトニン

メラトニンの分泌は時間的に調節されているだけではなく、実際に周囲が暗くなると（つまり太陽が沈むと）ふえて、明るくなると（日が昇ると）減ることがわかっています。したがって、寝る前に明るい照明の部屋にいたり、スマホ画面などの光源を長時間集中して眺めていたりすると、メラトニンの分泌は鈍ってからだが夜用になりません。夜になっても睡眠態勢が整わないのです（**図39**）。

また、メラトニンは加齢とともに分泌量が少なくなることがわかっています。10歳くらいまでに急激に分泌量がふえますが、思春期になるころからすでに減り始めます。40代まで急激に減り、高

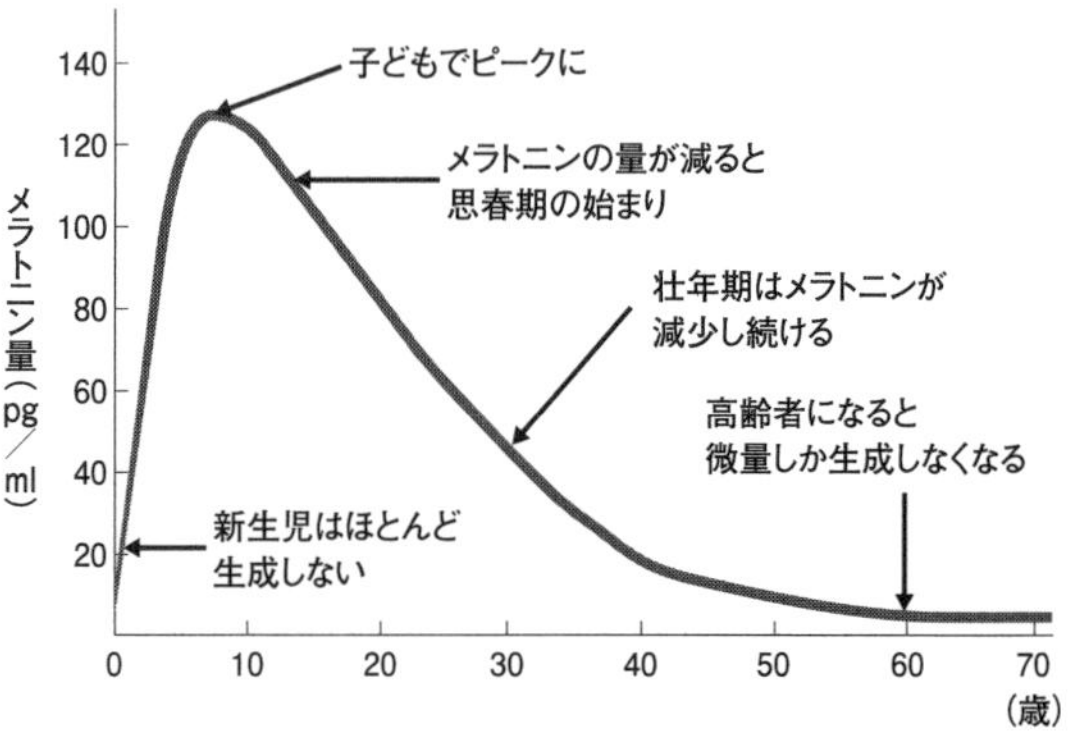

出典：HP「体内時計.com」より作成

図40　メラトニンは加齢とともに少なくなる

齢者になるときわめて少なくなってしまうのです（**図40**）。

中高年になると、若いころのようにぐっすりとは眠れなくなるものです。加齢によってメラトニンの分泌量が少なくなっていることも一因と考えられるでしょう。

昼夜のメリハリをはっきりさせる生活を心がけることによって、メラトニンの分泌をしっかりと維持することが大切になります。

セロトニンをたくさん出す生活を

メラトニンは若さと健康を維持して、快適な質の良い睡眠をもたらしてくれるホルモンです。このメラトニンを分泌するため重要な役割を果たしているのが、同じように脳から分泌される「セロトニン」というホルモンです。

セロトニンが十分に分泌していないと、メラトニンは分泌されません。

セロトニンは、起きたときの心身を活動的な態勢にもっていく、心理的にはポジティブで前向きな気持ちをつくっていく、課題や目標に向かって活動しやり遂げる力となる、などのはたらきがあります。日中の活動意欲の源泉が、セロトニンともいえます。

セロトニン分泌が少ない人は、理由もなく「やる気」が出ません。人は誰でもストレスを抱えるものですが、セロトニンがしっかり分泌されていれば、ストレスも上手に処理して心身ともに健康的な活動を維持することができます。

セロトニンは別名「幸せのホルモン」といわれるように、目標をもって前向きに健康的に生きていくためにはたらくものです。環境に左右されがちな感情をコントロールし、幸福感を得やすい人生をもたらしてくれるのです。

心地よい自然な眠りを誘うメラトニンは、そのような充実した人生を送るために必要不可欠です。メラトニンはセロトニンというホルモンを原料のようにしてつくられ、分泌されていることがわかっています。

したがって、質の良い睡眠を得るには、日中にセロトニンをふやすような活動を習慣的に行っていることが大切になります。それによってメラトニンがたくさん分泌され、質の良い睡眠が得られるようになると、日中のセロトニンの分泌はさらに増加します。その好循環を生活の中でつくっていくことが理想です。

昼間の程よい疲れが良い睡眠を誘う

睡眠は概日リズムに組み込まれている、良い睡眠のためには毎日の生活にリズムをつけることが大切、という話をしてきました。

しかし良質の睡眠を得るためには、1日のリズムのほかにもう一つ、大切な要件があります。それは、日中の心身の疲労度です。つまり、日中の活動時間には脳も肉体も程よく使い、適度な疲労とともに夜を迎えることが良い睡眠につながるわけです。

消費カロリーと睡眠の関係を調べた研究では、運動量が多く、体重あたりの消費カロリーが大きい動物ほど睡眠時間も長いことがわかりました。眠ることを「やすむ」というように、睡眠は脳やからだを休めるために行うものです。

日中の生命活動でたまった疲労を回復するために、また常に飢餓の危険にさらされている自然界の動物にとっては消費エネルギーの節約のために、睡眠は生きるうえで不可欠な行為です。肉体労働や飢餓が日常ではなくなった現代人にとって、その重要性は低下したかもしれませんが、やはり良い睡眠は心身の健康に欠かせません。

日中に集中できる精神的・肉体的活動を習慣的に行っている人は、年齢を重ねても良い睡眠が得られます。それは健康長寿につながるだけでなく、人生の質（幸福度）も上げ、若々しさを維持させるものでしょう。

このようにして「しっかり起きている（生きている）」ことが、自然な良い睡眠につながるのです。

睡眠障害に悩んでいる人は、みずからの睡眠を改善するためのちょっとした努力をしてみるのも価値あることです。以下、良い睡眠を得て快適に過ごすために、具体的にどういう生活が好ましいのかを整理します。

快適な睡眠を得るためのコツ、10箇条

①就寝時間と起床時間を決める

では、これまでみてきた睡眠の知識をふまえて、快適な「良い睡眠」を得るために、生活の中で何を心がければよいのか、「10箇条」にまとめてみました。

とはいえ、それぞれの人の生活はさまざまです。一人ひとり違うのが当たり前です。堅苦しく厳格に考える必要はありません。10箇条のすべてを完全に取り組もうという意識ではなく、自分に合うポイント、できることを見つけて気軽に遊び感覚で実践してみる程度でよいと思います。

まずは、1日の生活リズムを整えるためにどうするか、考えてみましょう。

規則正しい生活を送るためのいちばんの基本は、「寝る時間と起きる時間を決める」ということです。1日の中の睡眠の時間、とくに朝起きる時間を決めて、それをからだが覚えてしまえば、朝は自然にその時間に起きられるようになります。そこから概日リズムが

生まれます。

睡眠時間は多ければ多いほどよい、というわけではありません。適切な睡眠時間は年齢的にも、その人個人の体質によっても異なります。基本的には7時間睡眠が最も健康に良いといわれていますが、もっと少なくても大丈夫な人もたくさんいます。あるいは、それでは足りない、という人もいます。自分に合った睡眠時間でかまいません。

起きる時間を決めたら、必要な睡眠時間を逆算して、何時に寝ればよいかがわかります。就寝時間が決まったら、その時間に必ずベッドに入って部屋を暗くします。眠れなくても、朝はきちんと決めた時間に起きるようにします。

睡眠不足は休日に「寝溜め」をすればよい、と考えている人は少なくありません。若い人はとくにそうでしょう。しかし若いうちは寝溜めで回復できても、年齢を重ねるほど長時間寝ていられなくなります。いかに睡眠不足で眠くても、高齢者になると深い睡眠が続かないのです。

毎日決まった時間に寝起きして、睡眠時間も大幅に変わらないようにできると心身のリズムも快調になります。

15分から30分程度の昼寝は、その後の脳の活性にも良いことです。習慣化している人は、日中の仮眠の時間も含めて睡眠の時間を決めればよいでしょう。ただし、夕方に近づいていたら昼寝はガマンしたほうが良い睡眠が得られるかもしれません。

②朝食を決まった時間にきちんと取る

睡眠とともに、1日のリズムをつくっているのが三度の食事です。この三度の食事の時間も、できれば同じ時間にとるようにしたいものです。

食事のあとは、からだの内臓は消化・吸収のために一生懸命にはたらきます。血液は内臓のほうにたくさん移動し、骨格筋には少なくなります。膵臓からはインスリンが分泌され、糖質などの栄養を細胞に取り込もうと頑張ります。

食後はのんびりとした気分になりますが、体内では大騒ぎになっているのです。そのために自律神経の交感神経のはたらきは弱まり、副交感神経が優位になります。内臓が活発に動き、骨格筋のはたらきは鈍くなるわけです。食後はリラックスして、からだも脳も休ませる時間です。

このような切り換えを、私たちは食事ごとに行っています。その時間を一定にすることで、体内時計を整え、日内リズムを確立させることにつながります。とくに朝起きたらきちんと、よく噛んで食事をして、眠っていた心身をリセットさせることが大切です。

③朝起きたら十分に光を浴びる

セロトニンをふやす生活を心がけることで、夕方以降にメラトニン分泌が促進されます。これが夜間の規則正しい睡眠につながり、概日リズムにつながります。

まず重要なのは、朝起きたらしっかりと目を覚ます、ということです。最も効果的なのは、起きたらすぐに明るい光を浴びるということです。これがセロトニンの分泌をふやし、夜になったときのメラトニン分泌につながります。

昼行性の動物にとっては、お日様が昇って明るくなることが活動の合図となります。それはヒトのからだにも組み込まれています。自然とはかけ離れた生活をしている現代人であっても、そのリズムは心身に組み込まれています。だから、朝起きて物理的に朝日をしっかりと浴びることでセロトニンがしっかり分泌され、日中の活動と夜間の睡眠のアクセントができてくるのです。

夜明けとともに起き、30分ほど空を見ながら散歩するだけでＯＫです。散歩のようなくり返し運動もセロトニンをふやすので一挙両得になります。散歩の時間がなければ、庭かベランダに出て数分ほど朝日を浴びることを日課にするとよいでしょう。

④日中は適度な疲労につながる活動を

セロトニンをふやすためにもう一つ心がけたいことは、日中（起きているあいだ）の心身の活動量を上げる、ということです。その活動についても、イヤイヤやらなければならないようなものではなく、自分が楽しんで喜んで取り組めるようなものであることがよいのです。

仕事のある平日はつまらない一日かもしれませんが、それでも小さなことに楽しみを見出して生活するように心がければ、気分はずいぶん違うでしょう。

職場の人との会話、通勤時に感じられる季節の移ろい、読書の楽しみなど、少しの時間でも何かに没頭して楽しんだり味わったりして感動できるのは素敵なことです。

忙しい仕事の日々の中でも、人は誰でもそのような気分転換を自然にしているものです。その自分なりのちょっとした楽しみを大切にすればよいのです。

大きな悲しみや悩みは、思い切り泣くとさっぱりするといいます。喜怒哀楽を素直に出して、その感情にひたることで、セロトニンはたくさん分泌されるからです。

毎日のちょっとした感動が心の安定につながり、自律神経の安定につながり、睡眠を良くします。そんな生活が自然に概日リズムをつくっていきます。

⑤単純なくり返し運動がセロトニンをふやす（散歩、自転車、水泳）

日中の肉体的な活動も、セロトニンをふやすことにつながります。

健康のためにスポーツを取り入れる人は多いと思いますが、セロトニン増加のためには単純なくり返し運動を30分〜1時間くらい、できれば同じ時間帯に行うようにすると効果的です。

いちばん簡単なのは、さっさと歩く、ということです。朝起きてすぐ、朝日を浴びながら30分くらい散歩する習慣は、光を浴びることとプラス歩行という単純なくり返し運動の相乗効果で、よりセロトニンの分泌をふやすでしょう。

筋トレのように、息を止めて瞬間的に全力を発揮する運動は筋力をつけるには有効ですが、睡眠の質の向上のためには持久運動のほうが効果が上がります。ジョギング、水泳なども良いでしょう。

からだをリラックスさせて寝つきを良くするためには、就寝前のストレッチ、ヨガなどの運動も効果的です。全身の循環が良くなり、心地よい睡眠に入ることができます。

⑥就寝時間前の3時間は飲食しない

睡眠中は消化器官を始めすべての臓器も活動を落として休息します。胃腸、肝臓、膵臓など消化にかかわる臓器にとっても、就寝時にはほぼ仕事を終わらせているような環境を習慣化できると質の良い睡眠につながります。

そこで、就寝時間の3時間前になったら食べない、という日課をおすすめします。

また、水分は消化器官の負担にはなりませんが夜間頻尿の原因になるので、やはり睡眠の質を悪くさせてしまいます。水分は腎臓の健康のためにも重要なので1日に1・5～2リットルくらいは飲むように推奨されますが、それも夕飯前までにして、夕食後は飲まないようにするとよいです。

睡眠の前に飲食をするクセがついていると、肥満のリスクも高くなるので注意しなければなりません。間食はぜったいにダメということではありませんが、基本的には三度の食事以外の時間は食べないという習慣がつけられれば理想的です。これは減量のための第一歩です。

寝る前に食べものは口にしない習慣をつけるとよいでしょう。慣れれば、そのほうが快適です。

⑦寝る前のアルコール（ナイトキャップ）は逆効果

寝る前にウイスキーなどの強いお酒を少量飲む習慣をもっている人は少なくありません。リラックスできて、気持ちよくなるので、心地よく睡眠に入っていけます。

しかし注意しなければいけないのは、寝る前に飲んだアルコールも就寝中に分解して代謝しなければならない、ということです。それはいくら眠っていても体内で行われる活動です。

アルコールは代謝の過程でアセトアルデヒドという、二日酔いを起こす物質に変わります。二日酔いをするほどの量を飲まなくても、寝る前に飲酒をすれば睡眠中の体内にアセトアルデヒドが発生します。これが睡眠の質を悪くします。

たしかに、程よいアルコールは寝つきは良くなりますが、深くは眠れなくなります。ノンレム睡眠には4段階の深さがあると述べましたが、アルコールが入っているとそれが深くならないのです。

「ナイトキャップ」の習慣は、一度つけるとなかなかやめられなくなるといわれています。お酒好きな人は、気をつけないとその量も少しずつふえていきます。

とくに閉塞性睡眠時無呼吸（ＯＳＡ）がある人は、アルコールによって筋肉が弛緩して、気道の閉塞がさらに起こりやすくなります。せいぜい夕食の軽い晩酌程度でおさえなければいけません。

⑧就寝前に強い刺激（光、感動、感情）を受けない

体内時計が正常にはたらいていると、日中は眠くならず、夕方から夜にかけて脳やからだの活動が鈍くなり、すべての日課が終わった睡眠の時間には自然に眠りにつく状態になっています。

しかし、たとえば帰宅してリラックスして夕食をとり、のんびりと入浴も済ませて心身の睡眠準備が整っている時間なのに、寝る前の1時間ほどをパソコン、スマホ、テレビなどに熱中して過ごす人が少なくありません。

私たちの体内時計は単純に光に反応して、明るくなれば目を覚ますように、暗くなれば寝るようにできています。ベッドに入る1～2時間は、できればあまり強い光源のもとで

過ごさないほうが睡眠の質も良くなります。

「ブルーライト」と呼ばれるスマホやパソコンの画面の光は、日中は脳を活性化させてくれます。しかし夜になってもゲームなどでこの人工的な光を浴び続け、就寝前まで続けていると、体内でメラトニンの分泌が抑制されて眠れなくなります。

寝つきが悪くなり、ようやく眠りについたとしても最初のノンレム睡眠における深い睡眠が得られなくなります。

また、日中には感動的なこと、喜怒哀楽が激しく出るようなことを体験することが良い睡眠につながると述べましたが、これも夜には逆効果になります。

寝る前に感動的なドラマを見る、スポーツ観戦で夢中になる、白熱した議論をするといった、大脳が興奮するようなことを行うと眠りが悪くなるのは当然です。

睡眠前の時間は、薄暗いところで、おだやかにぼんやりと過ごすのが得策です。

⑨湯冷めを利用して快適な入眠を

体内時計は、自律神経にはたらきかけて、日中は活動しやすく夜間はのんびり休息して栄養を取りやすいように、脳、骨格筋、内臓などをコントロールしています。

体温調節も同様で、日中は比較的高く、夕方から夜になると少しずつ低くなるように設定されています。そして、からだの深部（脳や内臓）の体温が低くなってくると、誰でも眠くなってくるのです。

赤ちゃんがぐずついているとき、手足が熱いことがよくあります。それは、赤ちゃんのからだが眠りの態勢に入っている証拠です。手足が熱いのは、深部体温を外に出そうとして深部の熱を手や足の末端に移動させているからです。

これは大人も同じです。寝る時間が近づいてくると手が温かくなり、深部体温が下げられ、眠くなっていきます。もう活動は終わり、さあ寝ましょう、というサインです。

就寝前にぬるま湯にゆったりと浸かると、ベッドに入ってすぐに心地よい眠りに入っていける、とよくいわれます。これはお風呂から上がったあとに起こる「湯冷め」が、いま述べたような体内時計が行う深部体温低下による睡眠導入と同じ効果を上げるためです。

寝つきが悪い人は、この「湯冷め」を利用して、入浴後30分から1時間くらいで寝るようにすると良い睡眠導入になります。

⑩睡眠を意識しすぎない、くよくよしない

睡眠障害をもつ人は「寝るときのスイッチがあればいいのに」と考えます。眠れないとき、いかに眠ろうとしてもがいても、かえって眠れなくなるからです。

睡眠は、大脳による意識でコントロールすることはできません。意識すればするほど眠れなくなります。

考えていると眠れない、考えるのを忘れたときに眠れるという課題は、大脳にとってはどうにも手がつけられない難問でありジレンマといえるでしょう。そこに睡眠障害の苦しさがあります。

自分自身の睡眠に不満があって、不眠に悩んでいる人でも、じつは十分に睡眠は取っていることが少なくないといわれます。「とうとうひと晩眠れなかった」と思っても、実際には気づかないうちに脳波はかなりの時間で睡眠状態になっていた、ということが多いのです。

自分で睡眠障害と思い込まない、眠れなくても気にしない、そのくらいの鷹揚な気持ちも、良い睡眠には必要なのかもしれません。自分の睡眠について神経質になりすぎない、ということです。

たまたま夜中に目覚めて眠れなくなって体内時計からずれてしまっても、翌日は早く眠くなるので、そのからだの要求に応えてあげればよいだけです。

日中、何かに熱中しているとき、知らずに居眠りをしていた、というようなことが起こっていないかぎり、自分自身の睡眠について気にしすぎないことも必要かもしれません。体内時計は脳の深い部分にある「古い脳」に任せて、意識としてはそのための環境を整えてあげる程度で十分なのです。

ＯＳＡの治療は、その最も基本的な環境整備ということになります。

快適で幸せな人生は質の良い睡眠から

健康長寿で老後を快適に、幸せに過ごすためには、質の良い睡眠は基本的に大切なものです。

しかし、年齢を重ねるほど深い睡眠が得られなくなり、夜中に起きる「中途覚醒」が起こりやすくなるものです。若いころ簡単だった「質の良い睡眠」が難しくなってきたことは、多くの人が感じていることでしょう。

最近ふえている閉塞性睡眠時無呼吸（ＯＳＡ）も年齢とともに起こりやすくなり、問題となる症状は「深い睡眠を妨げる」原因になります。悪化すれば、それが重大な疾患につながりかねないことも本書で強調してきました。これは、放置してはいけない重大な問題です。

くり返しになりますが、睡眠障害があってＯＳＡもある場合には、まずはＣＰＡＰ治療を行うべきであることを最後にもう一度お伝えしたいと思います。装着マスクなどに慣れれば、快適に眠れるようになるメリットがとても大きくなります。

そのうえで、自分のからだと生活に目を向けてみて、体内時計を調整する生活の工夫を行ってみるのがよいと思います。

快適な睡眠を取り戻して、快適で幸せな人生を過ごしましょう！

おわりに

私は熊本市の南、天草や島原にも近い宇城《うき》市松橋町《まつばせまち》というところで耳鼻咽喉科／内科クリニックを開業しています。

大学院時代は腫瘍免疫の研究を行っており、また熊本大学病院（耳鼻咽喉科）勤務のころには「めまい」を中心とした外来診療を担当していました。このためクリニック開業後、がんに対する温熱療法や高気圧酸素療法についての書籍、また「めまい」の診断と治療についての書籍を出版しました。

2008年にクリニックを開業以来「めまい」を中心とした診療を行っておりましたが、閉塞性睡眠時無呼吸（OSA）の患者さんは徐々に増加してきています。

中等度以上のOSAは日中のひどい眠気につながり、危険な大事故を招きかねないので、運転手さんを抱える職種の会社などでは、社員の毎日の睡眠状況を診断する「睡眠検診」が行われるようになってきました。その検診でOSAが発覚されれば、CPAP治療が義務づけられるというものです。

しかもＯＳＡは、命にかかわる大きな疾患を突然のように引き起こします。放置していれば寿命が短くなってしまうことは、研究報告でも指摘されています。そのリスクは、ＣＰＡＰ治療によって回避できるわけです。

耳鼻咽喉科クリックはいまや、睡眠診療が不可欠になっています。鼻閉（鼻づまり）があるとＣＰＡＰ治療の継続が困難になることから、鼻閉治療も可能な耳鼻咽喉科クリニックがＯＳＡの治療に取り組むことの意義は大きいと認識しています。

＊

ＯＳＡは睡眠を悪くして、老化を早め、精神的・肉体的な活動を低下させてしまいます。一人でも多くのＯＳＡの患者さんがＣＰＡＰによって健全で快適な時間を取り戻せるように願っています。

著者記す

●参考・引用文献

『60歳からの睡眠の新常識』（坪田聡監修、宝島社刊）

CPAP管理中の大動脈弁閉鎖不全発症

心疾患なし、CPAP適応良好なのに心不全の徴候が

松吉秀武・後藤英功・山田卓生

CPAPを使用することにより無呼吸、低呼吸を制御できていたにも拘らず、脈圧と低呼吸の上昇をきたし、大動脈弁閉鎖不全と診断された比較的稀な睡眠呼吸障害の一例を経験したので報告する。症例は63歳、女性。昼間の眠気を主訴として受診。簡易無呼吸検査にて無呼吸低呼吸指数が41.1でありCPAPを開始した。約4年後より徐々に脈圧と低呼吸の上昇をきたした。原因は大動脈弁閉鎖不全と、それに伴う左心不全と考えられた。さらに睡眠中に臥床状態となるため、下肢から心臓に戻る静脈還流が増加し、肺がうっ血状態となり、肺における迷走神経を刺激し、過換気反射を誘発した。このためPCO_2が減少し、呼吸を刺激するレベル以下になり呼吸中枢が抑制され、低呼吸が上昇したと考えられた。CPAP使用中の症例に対して、無呼吸の経過を診るのみではなく脈圧、低呼吸に変動がないかを慎重に診ていく必要があると考えられた。

キーワード：睡眠呼吸障害, 脈圧, 低呼吸, 大動脈弁閉鎖不全

はじめに

睡眠呼吸障害（sleep disordered breathing：SDB）は，自覚症状の有無に拘わらず睡眠中に呼吸の異常（無呼吸や低呼吸）が認められる状態とされており、循環器疾患と関係が深いことが知られている。また上気道閉塞に起因する閉塞性睡眠時無呼吸症候群（Obstructive sleep apnea：以下OSA）に対して、持続的気道陽圧呼吸療法（continuous positive airway pressure：以下CPAP）を使用することが有効であることは既に多くの報告されている。OSAには高血圧で約30%、不整脈、特に心房細動では約50%に合併していると報告されている。循環器疾患の中で特に心不全においては左室駆出率（Ejection Fraction：EF）の低下した症例においてSDBを50-70%合併していると報告されている。また心不全ではOSAに加えて中枢性睡眠時無呼吸（central sleep apnea：CSA）の合併が特徴的である。CPAPは、これらの循環器疾

患予防に重要とされている。今回、OSAと診断し、auto CPAPを開始することにより無呼吸（AH：Apnea index)、低呼吸（HI：Hypopnea Index）を制御できていたにも拘らず。徐々に脈圧とHIの上昇をきたし、大動脈弁閉鎖不全と診断された比較的稀な症例を経験したので報告する。auto CPAPはWinemann JB（Löwenstein medical tschnology, ハンブルク, 独国）を使用した。CPAP使用中のHIの定義としては30%以上の換気量の低下とした。

症例

症例：63歳、女性

主訴：昼間の眠気

家族歴：特記事項なし

既往歴：高血圧（オルメテック10mg内服中）、気管支喘息

現病歴：20XX年頃より、家族からいびき、睡眠時の呼吸停止を指摘。同時期より昼間の眠気を自覚するようになった。精査目的に20XX+5年2月24日当院初診。

初診時所見：身長161cm、体重80kg、BMI 30.9で適性体重より22.6kgの体重増加であり、日本肥満学会の基準では3度の肥満であった。血圧135/90、心拍数78。日本語版日中眠気のスコア（The score for sleepiness in the Japanese version of the Epworth Sleepiness Scale：以下JESSスコア）は11点であった。局所所見ではFriedmann分類（軟口蓋の位置の分類）はⅣ型、Brodsky分類（口蓋扁桃肥大の分類）でⅡ型であった。初診時、簡易無呼吸検査を施行したところ、無呼吸低呼吸指数（AHI：Apnea Hypopnea Index）は41.1（AIは28.6、HIは12.5)、最低酸素飽和度（SpO_2：Saturation of Percutaneous Oxygen）は68%、最長無呼吸持続時間は98秒であった。このため重度の睡眠呼吸障害と診断した。20XX+5年3月2日よりauto CPAP（設定圧は4-8cm H2O）を開始した。**図1**のごとく開始後12日目にてAHIは7.7（AIは0.8、HIは6.9）までに改善した。20XX+9年2月26日の

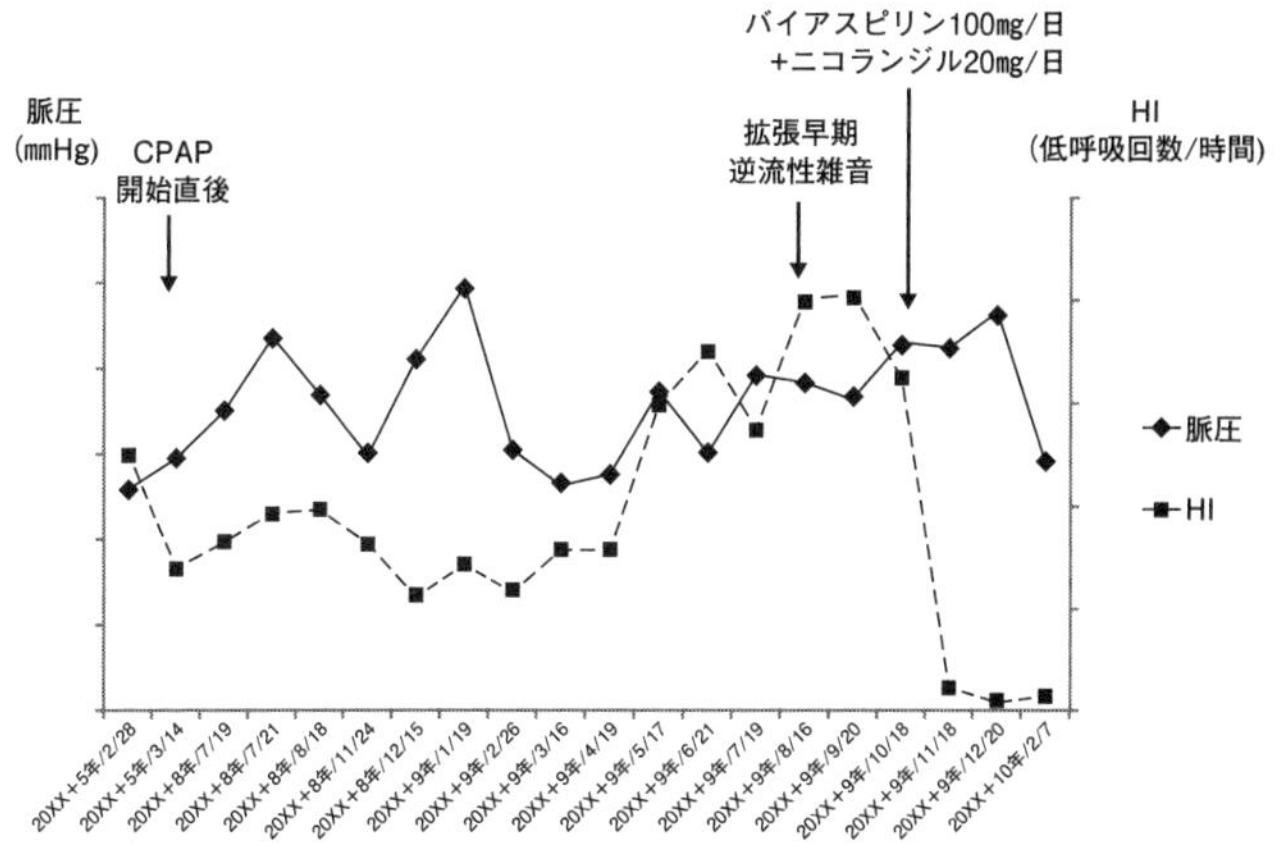

図1　CPAP開始後の臨床経過（大動脈弁閉鎖不全症例）

JESSスコアは5点まで改善した。以後、20XX+9年4月19日まではHIは5-8程度で安定していた。一方、脈圧は50-100mmHgの間で変動を認めていた。20XX+9年5月17日HIが14.9（前月は7.8）と上昇した。これと同期して脈圧が75mmHgと急に再上昇した。以後経過をみたが、徐々にHIが上昇した。20XX+9年9月20日、体重は初診時より4kg減量されていたが、HIは20.2となった。また胸部聴診にて拡張早期雑音を聴取した。SpO_2は94%と低下していた。NYHA（New York Heart Association functional classification）分類はI度であった。CPAP使用開始以降AIは5.0以下にて推移していたため、心不全によるHIの上昇を考え、総合病院循環器内科を紹介した。

画像所見：20XX+9年10月23日総合病院での胸部レントゲン（**図2**）にて心胸郭比は57.4%、心エコー検査（**図3**）にてEFは61.7%であり、高度の大動脈弁における逆流を認めた。

経過：大動脈弁閉鎖不全と診断され、それに伴う脈圧の上昇、HIの上昇があり、手術適応と診断された。総合病院受診時よりバイアスピ

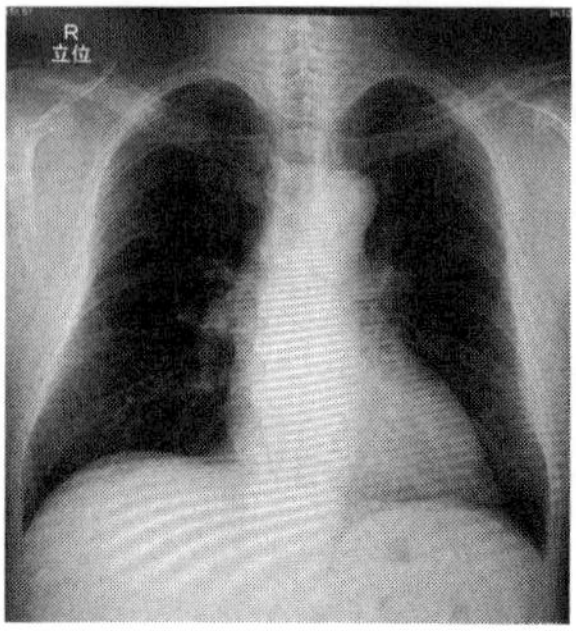

図2 胸部レントゲン所見
（大動脈弁閉鎖不全）

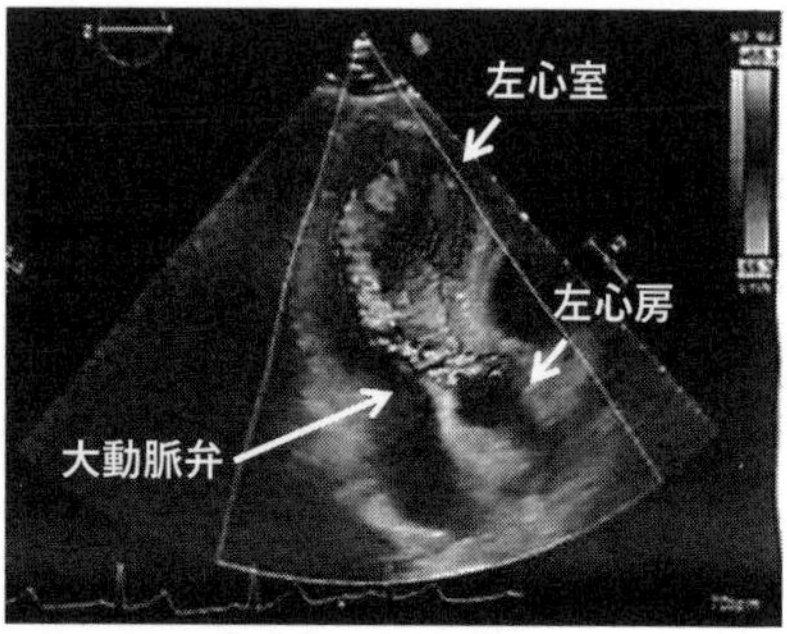

図3 心エコー検査所見
中等度から高度の大動脈弁逆流を認めており、左心系の拡大も認めた。EFは61.7%であった。

リン100mg / 日とニコランジル20mg / 日を処方された。20XX+9年11月18日当院再診時、脈圧は85と高値のままであったが、CPAP使用にてAHIは5.5（AIは4.3でHIは1.2）となりHIの著明な改善を認めた。

術後経過：20XX+10年1月6日同病院心臓血管外科にて生体弁による大動脈弁置換術を施行された。術中所見では大動脈右冠尖の逸脱と肥厚性変化を認めていた。術後合併症はなく、20XX+10年1月29日退院。20XX+10年2月7日当院再診。術後疼痛がなくなった20XX+10年1月11日からCPAPを使用再開され、AHI3.3（AI 2.4+HI 0.9）とCPAPによる睡眠呼吸障害のコントロールは良好な状態である。

考察

OSA患者の予後についてHeらはAIが20以上のOSA患者の方が、累積生存率は20以下のOSA患者より5年以降に減少傾向を認め、9年目では有意差をもった累積生存率が減少することを報告している。Vealeらの報告では、CPAPを使用しているOSA患者の生存率と全フランス人口の生存率とを比較検討した結果、両者に有意差はなかった。つまりOSAがあってもCPAPを使用することで、OSAによる合

併症による生命予後の低下は解消されることを意味するものであった。OSA 患者の死亡原因の 19.9%が心血管疾患と最も多くをしめていた。CPAP 使用が慢性心不全や不整脈、心房細動などの循環器疾患に有効なことは、前述のごとく知られていることである。本症例は心疾患の既往はなく、当院を受診。局所所見上、上気道の狭窄があり、SDB のうち OSA を考え、簡易無呼吸検査を施行したところ、AHI が 40 以上であったため、CPAP 使用を開始した。CPAP による OSA 治療群は、1日 4 時間以上使用した群において、心血管イベントの発症抑制効果が有意差をもって認められと報告されている。つまり、CPAP を使用するのみではなく、コンプライアンスの維持が重要とされている。本症例では平均使用時間は 5 時間 18 分 ± 38.9 分と十分な使用時間であった。

CPAP 適応となった本症例において、安定した CPAP 使用効果が継続している途中に、脈圧が上昇し、さらに低呼吸も上昇してきたことにより、大動脈弁閉鎖不全が診断されることは比較的稀な症例であると考えられた。このような病態を呈した理由を考察した。大動脈弁閉鎖不全は、拡張期に大動脈から左室に血液が逆流するために拡張期圧が著明に低下し、脈圧が上昇すると考えられている。左室に血液が逆流するために、加わった容量負荷を代償するために左室は拡大し、心筋に肥大をきたす。このため胸部レントゲンにて**図 2** のごとく心肥大の所見がみられる。心筋が肥大しても、過剰な心負荷により収縮能が衰え、左心不全をきたし、心拍出量を維持できなくなる。このようにして心不全に陥る。さらに睡眠中に臥床状態になると、下肢から心臓に戻る静脈還流量が増大し、肺への体液貯留や、肺がうっ血状態となり、肺における迷走神経刺激受容体を刺激し、過換気反射を引き起こす、それにより換気の急性増加や PCO_2 の減少、覚醒が起こり、PCO_2 が呼吸を刺激する閾値レベル以下に低下すると、呼吸中枢の作用により呼吸筋や気流が停止して CSA を発症し、HI が上昇することが報告されている。本症例では肥満に伴う OSA があり、慢性的な左心負荷がかかっていたものと考えられ

る。さらに**図 1** のごとく 20XX+9 年 5 月 17 日 HI が 14.9（前月は 7.8）と急に上昇したことから、大動脈右冠尖が逸脱し、大動脈弁閉鎖不全を急性発症し、心不全に有効とされている CPAP を使用しているにも拘らず、HI が上昇する病態を呈したものと考えた。

本症例のごとく、心疾患の既往がなくても、OSA に対して CPAP を施行して AI が安定している状態でも、漫然と AI の経過を診るのみではなく脈圧、胸部聴診、HI に変動がないかを慎重に診ていく必要があると考えられた。

利益相反に該当する事項はない。

CPAP治療12年目に慢性心不全を発症

中枢性睡眠時無呼吸に移行、手術とASVで病状安定

松吉秀武・山田卓生・後藤英功・川上和伸

閉塞性睡眠時無呼吸症候群に対してCPAP 使用と鼻閉改善手術を施行することにより無呼吸、低呼吸を制御できていたにもかかわらず、CPAP 開始から12年後に急激に低呼吸の上昇を来し、チェーンストークス呼吸を認めた。陳旧性心筋梗塞、慢性心不全と診断され、冠動脈手術後にも中枢性無呼吸が持続するためにASV を導入した比較的まれな睡眠呼吸障害の1 例を経験したので報告する。症例は77 歳、女性。昼間の眠気を主訴として受診。簡易無呼吸検査にて無呼吸低呼吸指数が44.0 でありCPAP を開始した。約8 年前より緩徐な脈圧上昇と急激な低呼吸の上昇を来した。またチェーンストークス呼吸を認めた。陳旧性心筋梗塞、慢性心不全により中枢性無呼吸へと移行したと考えた。冠動脈手術を施行されたが、心機能、無呼吸が回復せず、ASV を導入し無呼吸低呼吸指数は9.9 となり、ASV 管理を行っている。CPAP 使用中の症例に対しては、無呼吸低呼吸指数を診るのみではなく低呼吸に変動がないか、チェーンストークス呼吸など生命に危険を及ぼす呼吸状態がないかを慎重に診ていく必要があると考えられた。

キーワード：睡眠呼吸障害、チェーンストークス呼吸、低呼吸、CPAP、ASV

はじめに

睡眠呼吸障害（sleep disordered breathing：SDB）は、自覚症状の有無にかかわらず睡眠中に呼吸の異常（無呼吸や低呼吸）が認められる状態とされており、循環器疾患と関係が深いことが知られている。また上気道閉塞に起因する閉塞性睡眠時無呼吸症候群（Obstructive sleep apnea：OSA）に対して、持続的気道陽圧呼吸療法（continuous positive airway pressure：CPAP）を使用することが有効であることは既に多くの報告がされている。高血圧には約30%、不整脈、特に心房細動では約50%にOSA が合併していると報告されている。また循環器疾患の中で特に心不全においては左室駆出率（Ejection Fraction：EF）の低下した症例においてSDB を50-70%合併していると報告されている。また心不全ではOSA に加えて中枢性睡眠時無呼吸（central

sleep apnea：CSA）の合併が特徴的である。CPAP は、これらの循環器疾患予防に重要とされている。今回、OSA と診断し、auto CPAP を開始することにより無呼吸（Apnea Index：AI)、低呼吸（Hypopnea Index：HI）を制御できていたにもかかわらず、緩徐な脈圧と、チェーンストークス呼吸（Cheyne-Stokes respiration、periodicrespiration：CSR）を伴う急激な HI の上昇とを認めた。陳旧性心筋梗塞（冠動脈 3 枝病変）を背景に発症した慢性心不全と診断された。冠動脈手術と薬物療法、順応性自動制御換気（adaptive servo-ventilation：ASV）管理により CSA が改善し、ASV による SDB の外来管理が可能となった比較的まれな症例を経験したので報告する。auto CPAP は AirSenseTM10 オート（ResMed Limited、サンディエゴ、米国)、ASV は Winemann JB（Löwenstein medicaltschnology、ハンブルク、独国）を使用した。CPAP 使用中の HI の定義としては 30%以上の換気量の低下とした。

症例

症例：77 歳、女性

主訴：昼間の眠気

家族歴：特記事項なし

既往歴：高血圧（他院にてニフェジピン、テモカプリル内服加療中）

現病歴：20XX 年 1 月頃より、家族からいびき、睡眠時の呼吸停止を指摘された。同時期より昼間の眠気を自覚するようになった。精査目的に 20XX+2 年 1 月 31 日当院初診された。

初診時所見：身長 168 cm、体重 73 kg、BMI25.9 で適性体重より 10.9kgの体重増加であり、日本肥満学会の基準ではⅠ度の肥満であった。血圧 136/82㎜Hg、心拍数 72、日本語版日中眠気のスコア（The score for sleepiness in the Japanese version of the Epworth SleepinessScale：以下 JESS スコア）は 11 点であった。局所所見では Friedman 分類（軟口蓋の位置の分類）ではⅢ型、Brodsky 分類（口蓋

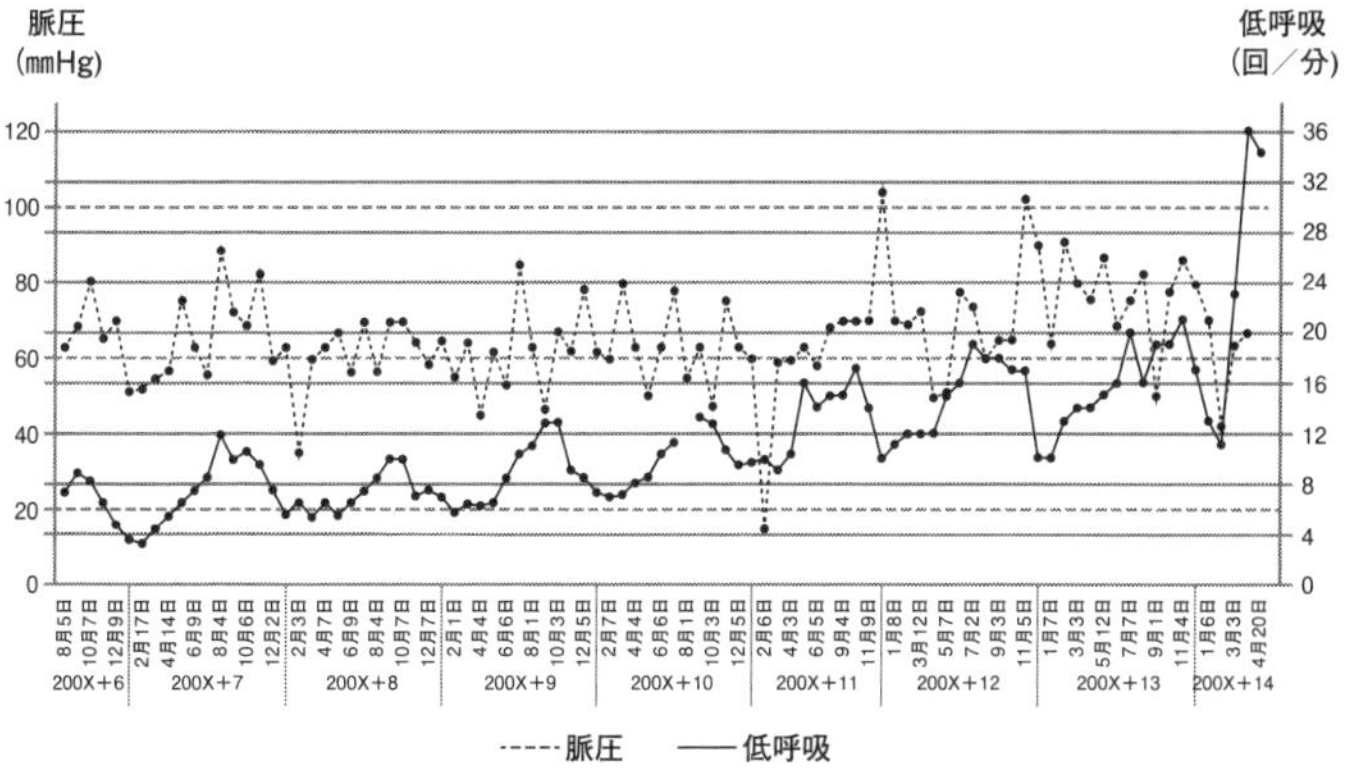

図1　CPAP使用中の脈圧、低呼吸の推移

脈圧とHI はほぼ同期しながら上昇と低下を反復しながらも、その値は徐々に高値となっていった。200X +14年4 月7日、脈圧は66 mmHg であったが、HI が35.9 と著明に上昇した。

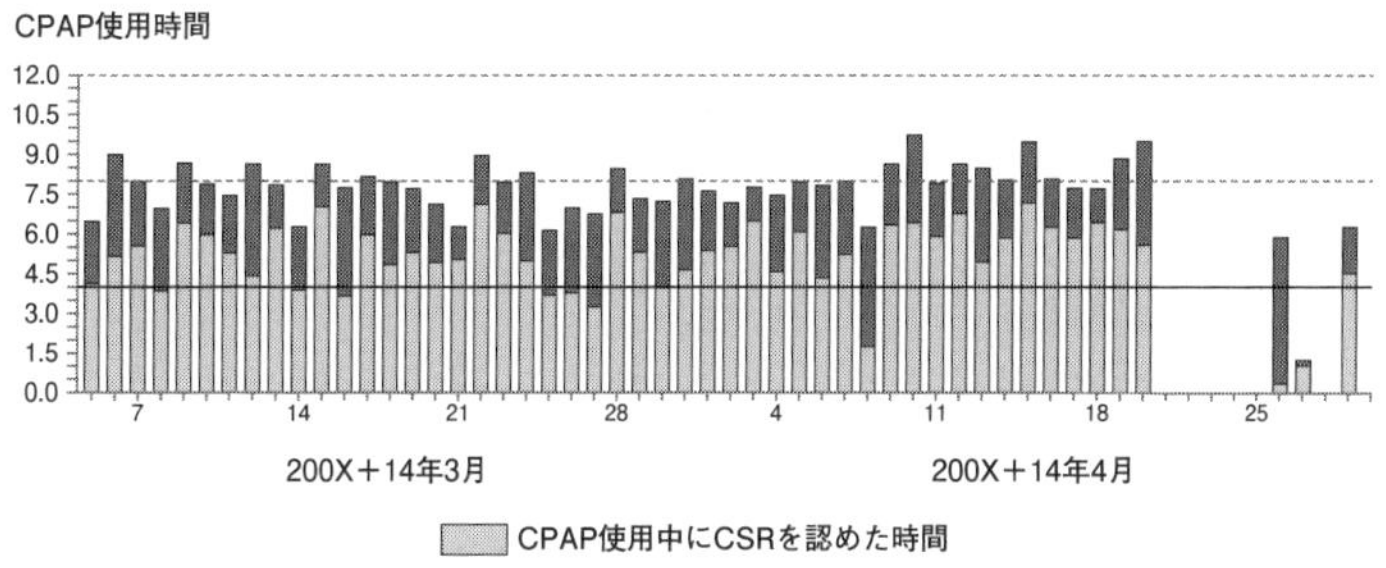

図2　CPAP使用時間におけるCSR の時間

CPAP使用時間中のCSR を来した時間の割合は平均69.1%と急激に上昇した。

扁桃肥大の分類）でⅡ型であった。

簡易無呼吸検査所見：20XX+2 年 2 月 4 日簡易無呼吸検査を施行。無呼吸低呼吸指数（ApneaHypopnea Index：AHI）は 44.0（AI 37.1+HI 6.9）、最低酸素飽和度（Saturation of PercutaneousOxygen：SpO_2）は 66%、最長無呼吸持続時間は 116 秒であった。平均心拍数が 65 回 / 分であったのに対して、最大心拍数は 114 回 / 分であった。このため

重度の睡眠呼吸障害と診断した。

臨床経過：20XX+2年2月9日よりauto CPAP（設定圧は4-15cm H_2O）を開始した。AHIは10程度で推移し、眠気は改善傾向にあった。口渇、鼻閉、鼻の痛みが強く、同年6月15日には設定圧を4-10cm H_2Oとした。点鼻薬を使用しAHIは5程度と安定した。20XX+2年7月より朝の水様性鼻漏が多く、CPAP使用が困難な状態となり、同年8月23日に右下鼻甲介粘膜焼灼術、同年9月9日に左下鼻甲介粘膜焼灼術施行。鼻漏は改善し、コンプライアンスも良好な状態に戻り、AHIも5程度で持続して安定していた。20XX+4年12月に再度右水様性鼻漏が再燃し、同年12月11日に右下鼻甲介粘膜焼灼術を施行した。以後鼻症状は改善し、血圧も130/70mmHg台と安定した。AHIも3程度で推移していた。200X+7年2月にはJESSスコアは5点となった。200X+7年10月より、脈圧が70mmHg程度と上昇し、HIも8.6とやや上昇した。以後、**図1**のごとく脈圧とHIはほぼ同期しながら上昇と低下を反復しながらも、その値は徐々に高値となっていった。200X + 14年2月まで、かかりつけ内科にて高血圧に対して内服療法を受け、心電図、胸部レントゲンには異常は指摘されていなかった。200X+14年4月7日、脈圧は66mmHgであったが、HIが35.9と著明に上昇した。**図2**のごとくCPAP使用時間中のCSRを来した時間の割合は平均69.1%と急激に上昇した。200X+14年4月8日、総合病院循環器内科を紹介受診された。

血液学的所見：肝機能、腎機能、凝固系、脂質系に異常はなく、貧血所見もなかった。甲状腺機能も正常であったが、ヒト脳性Na利尿ペプチドが384.9pg/mℓ（正常範囲：0-13.39pg/mℓ）と著明に上昇していた。

画像所見：総合病院での胸部レントゲン（**図3**）では心胸郭比は72.2%の心拡大、右胸水貯留、両胸膜の肥厚と石灰化を認めた。**図4**のごとく心エコー検査にて左室の拡大と左室下壁の壁運動低下によりEFが28%と低下し虚血性心疾患が疑われた。また心嚢液貯留も認めた。

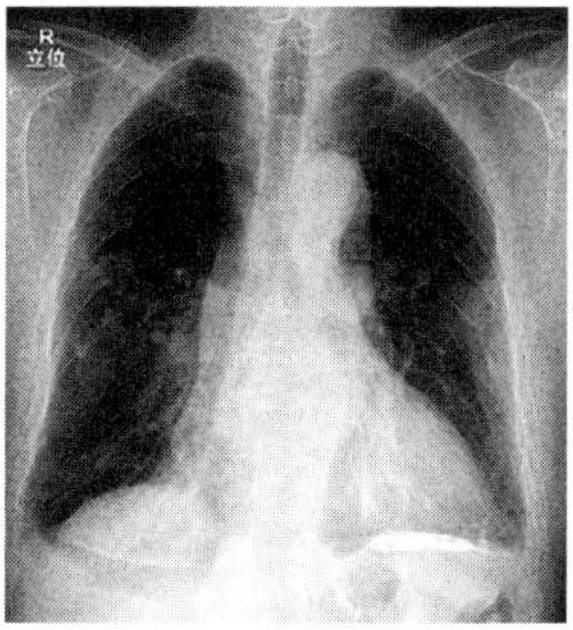

図3　胸部レントゲン所見
心胸郭比は72.2%の心拡大、右胸水貯留、両胸膜の肥厚と石灰化を認めた。

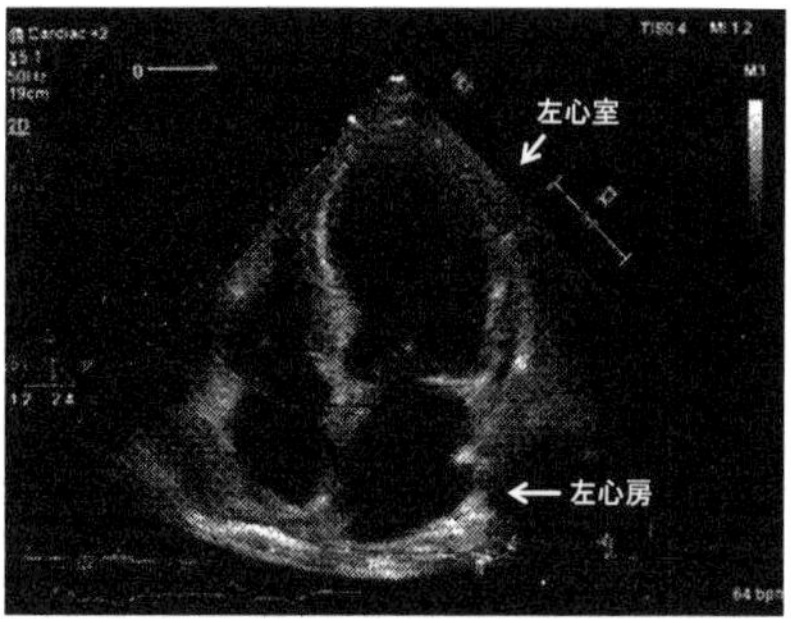

図4　心エコー検査所見
左室の拡大と左室下壁の壁運動低下によりEF が28%と低下していた。

生理学的検査：**図5**のごとく心電図にて左軸偏位と完全左脚ブロックを認めた。

経過：総合病院初診時に心電図、心エコー、胸部レントゲン所見およびNYHA（New YorkHeart Association functional classification）分類でⅡ度の心不全症状があり、慢性心不全と虚血性心疾患と診断された。初診時の翌日から入院となった。20XX+14 年 4 月 12 日の冠動脈造影検査にて右冠動脈、左回旋枝は閉塞し、側副血行路を認めた。また前下行枝・対角枝の硬度狭窄で、下壁側壁領域は陳旧性梗塞の状態であった。完全左脚ブロック、虚血性心筋症、陳旧性心筋梗塞、冠動脈 3 枝病変と診断され、冠動脈バイパス手術の適応と診断された。

術後経過：20XX+14 年 4 月 21 日に同総合病院心臓血管外科にて冠動脈バイパス手術を施行された。術中所見としては左室の下壁側壁は心筋生存能がない状態であった。術後、CPAP を使用しても AHI は 43.8 で中枢性無呼吸の改善が乏しく、同年 5 月 6 日から呼気気道陽圧 4-10 cmH_2O、圧補助 0-10cmH_2O の設定にて ASV を導入された。AHI は 9.9 と改善した。同年 5 月 21 日のへの心エコー検査では EF は術前の 28%から 36%まで回復した。心不全症状は改善し、同年 5 月 27 日に退

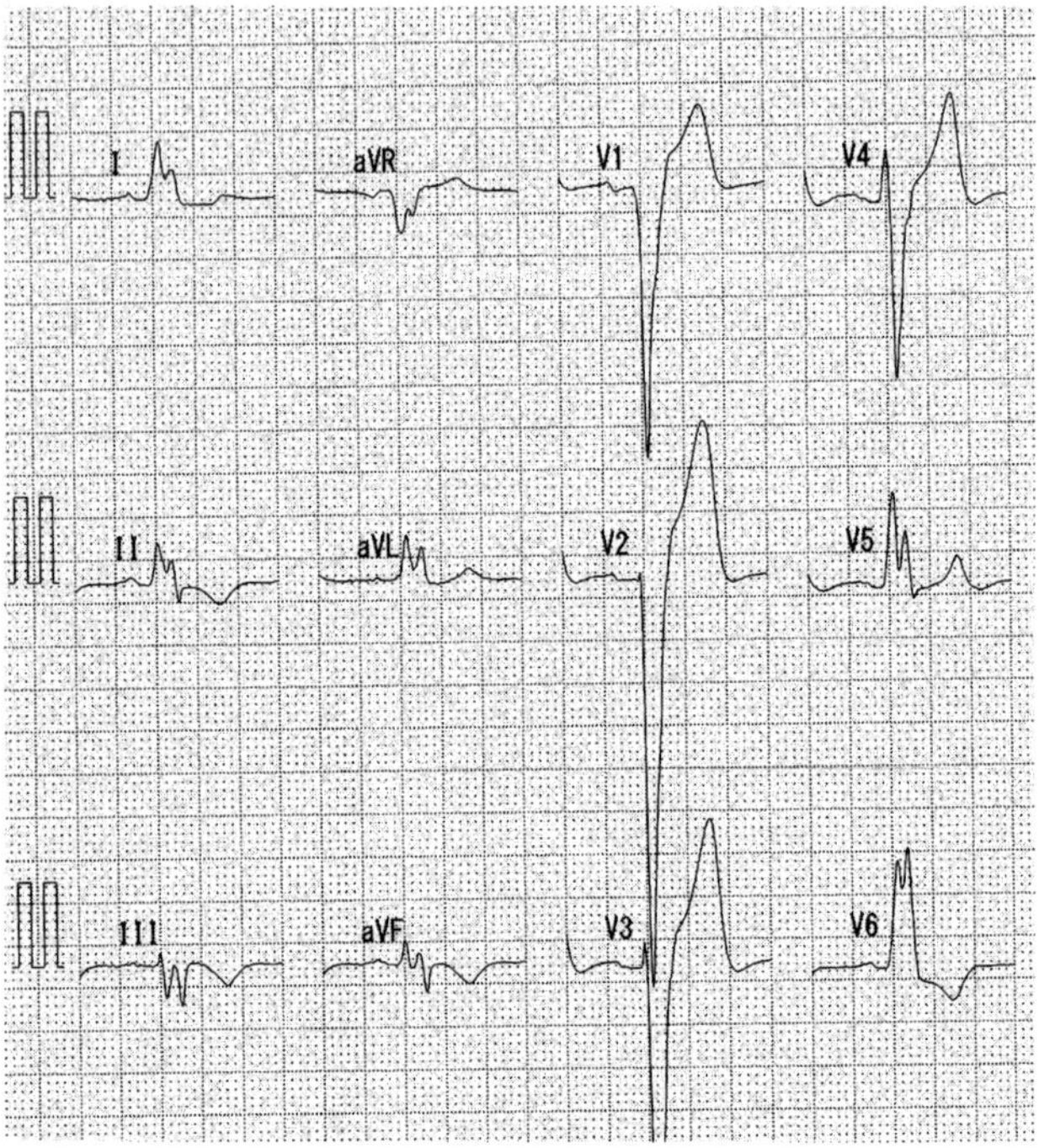

図5　心電図所見
左軸偏位と完全左脚ブロックを認めた。

院となった。同年6月2日独歩にて当院を受診された。ASVにてAHIが8.0（AIは4.0＋HIは4.0）とCSAの成分を含めSDBのコントロールは良好であった。血圧は128/78mmHg、心拍数は70回/分、SpO_2は98%と心肺機能は良好であった。以後、4カ月経過したが、ASVと内服治療にて通常の日常生活は可能な状態である。

考察

OSA患者の予後についてHeらはAIが20以上のOSA患者の方が、累積生存率は20以下のOSA患者より5年以降に減少傾向を認め、9年目では有意差をもった累積生存率が減少することを報告してい

る。Veale らの報告では、CPAP を使用している OSA 患者の生存率と全フランス人口の生存率とを比較検討した結果、両者に有意差はなかった。つまり OSA があっても CPAP を使用することで、OSA による合併症による生命予後の低下は解消されることを意味するものであった。OSA 患者の死亡原因の 19.9%が心血管疾患と最も多くを占めていた。

CPAP 使用が慢性心不全や不整脈、心房細動などの循環器疾患に有効なことは、前述のごとく知られていることである。本症例は高血圧の加療はされていたが、心疾患の既往はなく、いびき、昼間の眠気を主訴に当院を受診した。局所所見上、上気道の狭窄があり、SDB のうち OSA を考え、簡易無呼吸検査を施行したところ、AHI が 40 以上であったため、CPAP 使用を開始した。CPAP による OSA 治療群は、1 日 4 時間以上使用した群において、心血管イベントの発症抑制効果が有意差をもって認められたと報告されている。つまり、CPAP を使用するのみではなく、コンプライアンスの維持が重要とされている。本症例では鼻閉改善手術後の平均使用時間は 7 時間 23 分 ± 42.8 分と十分な使用時間であった。鼻閉改善手術が CPAP コンプライアンス向上に有効なことをわれわれは既に報告している。

CPAP 適応となった本症例において、安定した CPAP 使用効果が継続している途中に、脈圧が上昇し、さらに低呼吸が急激に上昇し、CSR を認めてきたことにより、心不全と虚血性心疾患が診断されることは比較的まれな症例であると考えられた。このような病態を呈した理由を考察した。左脚ブロックを来す基礎疾患としては、虚血性心疾患、心筋症、弁膜症、心サルコイドーシスなどが鑑別に挙げられる。特に、胸痛発作を認め新規の左脚ブロックを認めるときは、急性冠症候群の可能性を考慮する。本症例の場合はかかりつけ内科医にて定期的な診察をうけており、かつ胸痛発作がなかったことから、冠動脈の動脈硬化が緩徐に進行し、陳旧性心筋梗塞を左室下壁側壁に来し、その他の部位の左室に加わった容量負荷を代償するために心筋に肥大を来した。このように心

筋が肥大しても、過剰な心負荷により収縮能が衰え、左心不全を来し、心拍出量を維持できなくなる。EF が 28%という重度の左心不全により、胸部レントゲンにて**図 3** のごとく心肥大の所見がみられている。さらに睡眠中に臥床状態になると、下肢から心臓に戻る静脈還流量が増大し、肺への体液貯留や、肺がうっ血状態となり心不全を増悪させる。肺における迷走神経刺激受容体を刺激し、過換気反射を引き起こす。それにより換気の急性増加や PCO_2 の減少、覚醒が起こり、PCO_2 が呼吸を刺激する閾値レベル以下に低下すると、呼吸中枢の作用により呼吸筋や気流が停止して HI が上昇し、CSR が増加することで CSA を発症することが報告されている。

CPAP は OSA に対する治療機器であるが、本症例のごとく CSR-CSA 合併心不全患者に対する有効性の検討も行われてきた。しかしながら、CSR-CSA 合併した左室駆出率が保持された心不全（heart failure with preserved ejection fraction：HFrEF）患者を対象として、心臓移植回避生存率を一次エンドポイントとして行われた CANPAP（canadian continuous positive airwaypressure for patients with central sleep apneaand heart failure）試験では、全体として CPAP は CSR-CSA 合併心不全患者の予後を改善できなかったと報告されている。

CSR-CSA をより有効に治療できる機器とされたのは ASV であった。CPAP が一呼吸ごとにフラットな圧を供給するのに対し、ASV は吸気に合わせ、患者の圧波形をもとに最適の圧サポートを上乗せする機器で、CSA に対して極めて有効である。この ASV について、CPAP が無効の CSR-CSA に対する ASV の改善効果、HFrEF 患者における心機能の改善効果、BNP の低下、運動耐容能の改善、ひいては予後の改善に関する研究結果が相次いで報告されるに至り、ASV に対する期待が高まった。また、急性心不全を対象とした ASV の無作為試験 CAT-HF（cardiovascular improvements withMV-ASV therapy in heart

failure）では、HFpEF 患者において複合臨床エンドポイントの改善を示唆する結果も得られている。

一方、ASV 治療効果の科学的根拠を確立するために行われた SERVE-HF（The treatment ofsleep-disordered breathing with predominantcentral sleep apnea by adaptive servo ventilationin patients with heart failure）試験では、CSA 優位で AHI が 15 以上の SDB を合併する HFrEF 患者に ASV が最低 2 年間行われ、対照群との比較が行われている。その結果は予想に反し、一次エンドポイントとして総死亡、救命的心血管介入（心移植・植込み型補助人工心臓植込み・心停止からの蘇生・植込型除細動器適切作動、心不全による予期せぬ入院）は改善しなかったばかりか、副次エンドポイントの総死亡および心血管死亡は、むしろ有意に増加するという結果に終わったとされている。ただし、SERVE-HF 試験については、試験デザインや実施体制に関して、さまざまな問題点が指摘されている。これらの一連の臨床研究報告をもとに、わが国の「循環器領域における睡眠呼吸障害の診断・治療に関するガイドライン」や「NPPV（非侵襲的陽圧換気療法）ガイドライン（改訂第 2 版）」のいずれにおいても、CSR-CSA 合併心不全患者にはまず心不全自体の治療の最適化を行った上で、CPAP を最初に施行し、無効または忍容性不良の場合は ASV に切り替えることが推奨されるに至っている。

本症例のごとく、心疾患の既往がなくても、OSA に対して CPAP を施行して AI が安定している状態でも、漫然と AI の経過を診るのみではなく脈圧、HI に変動がないか、また CSR の有無を慎重に診ていく必要があると考えられた。われわれは OSA に対して CPAP を使用中に脈圧、HI が急に上昇し、大動脈弁閉鎖不全が判明した症例を報告している。

心疾患に加療を行うも慢性心不全と CSA が残存する場合は ASV が有効な選択肢の一つであり、OSA に対して鼻マスクおよび鼻疾患の管

理を行っている耳鼻咽喉科医が、循環器内科医と協力してASVを積極的に使用していくことが今後のCSA治療に必要であると考えられた。

利益相反に該当する事項はない。

CPAP治療の大きな障壁となる鼻閉

耳鼻咽喉科クリニックにおける離脱患者さんの統計

松吉秀武・後藤英功・山田卓生

無床診療所である当院にて導入したauto CPAP症例について長期継続に影響を与える因子について臨床的検討を行った。全体の継続率は1年後で83.7%、5年後で70.6%、10年後で60.0%であり、過去の報告と比較してやや良好であった。離脱は137例でありマスクが原因あった症例が81例（59.1%）であった。この内、鼻閉が19例と最も多くを占めていた。そのため鼻閉改善手術の有効性について検討した。鼻閉の自覚がなく鼻閉改善手術を未施行症例（A群442症例）と鼻閉があり手術を施行した症例（B群47症例）と、鼻閉があるが同手術未施行症例(C群29症例)を比較検討した。8年後の継続率はA群で62.8%、B群83.9%で、C群で25.9%であった。鼻閉改善手術を施行したB群において有意差をもってCPAP継続率が高値であった。CPAP継続率を高めるには鼻閉改善手術を含めた鼻閉の管理が重要であると考えられた。

キーワード：auto CPAP, 鼻閉改善手術、CPAP継続率

はじめに

自動持続陽圧呼吸療法（auto continuous positive airway pressure：以下auto CPAP）の技術進歩に伴い、入院施設のない耳鼻咽喉科診療所においてもCPAP導入が可能となっている。閉塞性睡眠時無呼吸症候群（Obstructive sleep apnea syndrome：以下OSA）は、その眠気による交通事故や産業事故の危険性を高めることが報告されている。また生命に危険がある心血管系病変の危険因子の一つであることも示されている。治療方法としてはCPAPが最も有効で、心血管系病変の予後も健常者と同等まで改善することが報告されている。またこのような効果を得るためには継続的にCPAPを使用することが必要であり、継続使用を困難とする因子への対応が重要となる。今回、当院にて導入したauto CPAP症例について長期継続に影響を与える因子と、CPAP長期継続使用における鼻閉改善手術の有効性の有無を調べることを目的とし

て臨床的検討を行った。

対象と方法

対象期間は2008年9月から2018年12月までの10年4か月。対象症例は簡易無呼吸検査を施行した1218例のうちauto CPAPを導入した518例。これらを対象として後ろ向き研究を行った。auto CPAPはWinemann JB（Löwenstein medical tschnology, ハンブルク，独国）を使用した。auto CPAPであるためにCPAP圧はCPAP導入時には4-6cmH2Oから開始し、1週後に残存したAHIの値をみることで、適切なCPAP圧を決定した。圧設定に難渋する場合は数回にわけてCPAP圧を調整した。CPAP管理ソフトはCPAP圧の変動から、CPAPを使用しなかった場合の残存している無呼吸の予測、および微細なエアーホースの振動から、CPAPを使用しなかった場合のいびきの残存の予測をグラフにて提示することが可能となっているWinemann JB（Löwenstein medical tschnology, ハンブルク，独国）に連動しているものを使用した。

当院にて導入したauto CPAP症例について、導入前後での日本語版日中眠気のスコア（The score for sleepiness in the Japanese version of the Epworth Sleepiness Scale：以下JESSスコア）、AHIを指標として有効性を評価した。またKaplan-Meier曲線を用いて全症例のCPAP継続率を測定した。またCPAP中止の理由についての検討を行った。さらにCPAP継続における手術的介入の有効性の有無を評価した。具体的には鼻閉を自覚し、臨床所見にて下甲介粘膜が肥厚している症例において、鼻閉改善手術を施行した症例（B群）と、施行しなかった症例（C群）、および鼻閉を自覚しなかった症例（A群）の3群に分けてCPAP継続率を比較検討した。全症例、A群、B群、C群の患者背景因子（男女比、年齢、BMI）を**表1**に示す。手術については下記のごとく日帰りによる局所麻酔下鼻閉改善手術を施行した。手術適応については、臨床所見にて下甲介粘膜が肥厚しており、鼻閉のみが強

	男女比	年齢	BMI
全症例 518例	409：109	58.6 ± 14.1	29.1 ± 19.3
A群：鼻閉なし症例 442例	340：102	59.1 ± 14.0	29.4 ± 21.0
A群：鼻閉あり（鼻閉改善手術施行症例） 47例	44：3	54.8 ± 13.8	26.8 ± 4.39
C群：鼻閉あり（鼻閉改善手術未施行症例） 29例	25：4	58.0 ± 15.7	29.1 ± 5.0

表1　患者背景因子

い症例に対しては下甲介粘膜焼灼術を施行した。下甲介粘膜焼灼術が無効であった症例もしくは、術前の臨床所見にて下甲介粘膜が肥厚しており、鼻閉と鼻漏がともに強い症例に対しては鼻甲介切除術（高周波凝固法）を施行した。臨床所見にて鼻腔内に鼻茸があり鼻閉の原因となっていると判断した症例に対しては内視鏡下鼻副鼻腔手術Ⅰ型を施行した。一部の症例ではこれらの手術を同時または時期をずらして施行した。鼻中隔矯正術は当院では施行していない。前述のごとく鼻閉改善手術の適応があると判断しても手術を希望されない場合は薬物療法を施行した。なお鼻閉については鼻腔通気度など客観的指標は用いず、患者の自覚症状と臨床所見が一致した場合に手術適応とした。手術の施行時期はCPAP導入後に鼻閉、鼻閉と鼻漏の症状をCPAP用のマスク使用前後あるいは使用中に自覚され、鼻閉改善手術を希望された時期に施行した。鼻腔通気度検査は鼻腔通気度計MPR3100（日本光電社，東京，日本）を使用し、anterior法（ノズル法）で測定した。測定は2018年11月から12月にかけて承諾を得られた全症例に1回のみ施行した。手術症例については術後2ヶ月以上経過した症例のみに施行した。

統計的解析については、JESSスコア、AHIにおいてはpaired t-testを用いた。auto CPAP継続例における鼻閉改善手術の有無による鼻腔

通気度についてはunpaired t-test、CPAP継続における手術的介入の有効性については、Wilcoxon検定を用いた。それぞれ $p<0.05$ を有意差ありとした。統計ソフトはExcel（マイクロソフト社，レドモンド，米国）を使用した。

結果

1）患者背景因子（表1）

対象症例518例（男性：409例、女性：109例）の平均年齢は58.6 ± 14.1歳であった。体格指数（Body Mass Index：以下BMI）は29.1 ± 19.3であった。男性409例の平均年齢は57.5 ± 14.2歳。Friedmann分類ではⅠ型が7例、Ⅱ型が38例、Ⅲ型が168例、Ⅳ型が194例であった。Brodsky分類では0型が21例、1型が13例、2型が212例、3型が147例、4型が14例であった。BMIは27.8 ± 4.8であった。両口蓋扁桃摘出術施行後の症例が6例、口蓋垂軟口蓋咽頭形成術（Uvulopalatopharyn-goplasty：以下UPPP）施行後の症例が2例であった。女性109例の平均年齢は62.8 ± 13.2歳であった。Friedmann分類4)（軟口蓋の位置の分類）ではⅠ型が0例、Ⅱ型が8例、Ⅲ型が51例、Ⅳ型が52例であった。Brodsky分類5)（口蓋扁桃肥大の分類）では0型が2例、1型が5例、2型が53例、3型が49例、4型が2例であった。BMIは27.8 ± 4.8であった。両口蓋扁桃摘出術施行後の症例が1例、UPPP施行後の症例が1例であった。簡易無呼吸検査にて無呼吸低呼吸指数（Apnea Hypopnea Index：以下AHI）が40以上であった症例が419例、他院にてフルPSG（Polysomnography：以下PSG）を施行し同指数が20以上であった症例が99例であった。また改善手術を施行した症例（B群）と、施行しなかった症例（C群）、および鼻閉を自覚しなかった症例（A群）の3群の背景因子は、**表1**のごとく、男女比において鼻閉なし症例であるA群において、B群、C群と比較し、女性が多い傾向にあった。平均年齢においては全群とも50歳代であり、大きな違いはなかった。BMIについても全群とも20後半

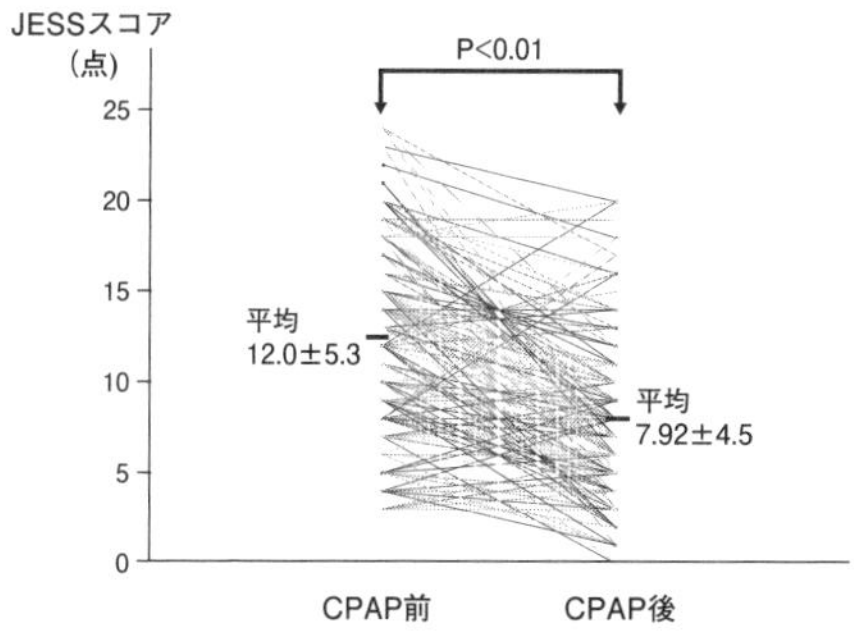

図1　auto CPAP使用前後でのJESSスコア

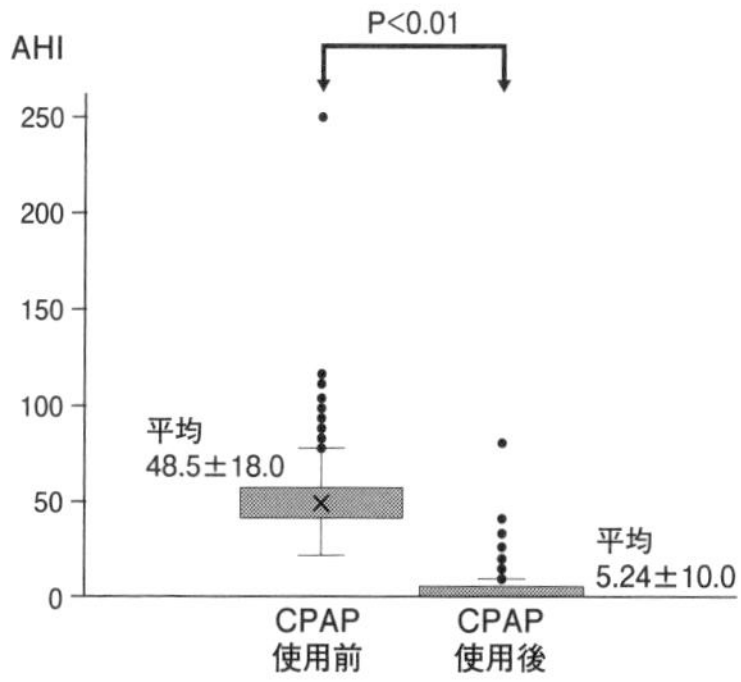

図2　auto CPAP使用前後でのAHIの比較
AHIの比較ではCPAP導入前が48.5±18.0、CPAP導入後が5.24±10.0と有意差(p<0.01)をもって改善していた。

であり、平均年齢と同様に大きな違いはなかった。

2) auto CPAP による治療効果

auto CPAP 使用前後での JESS スコアの推移をみると、**図 1** のごとく治療開始前の JESS が 12.0 ± 5.3 点、CPAP 導入後が 7.92 ± 4.5 点と有意差（p<0.01）をもって改善していた。AHI の比較では**図 2** のごとく CPAP 導入前が 48.5 ± 18.0、CPAP 導入後が 5.24 ± 10.0 と有意差（p<0.01）をもって改善していた。

3) CPAP 離脱状況

図 3 のごとく、全症例の継続率は 1 年後で 83.7%、5 年後で 70.6%、10 年後で 60.0% であった。

4) CPAP 離脱原因

表 2 のごとく離脱症例は 137 例でありマスクが原因あった症例が 81 例（59.1%）であった。この内、鼻閉によるものが 19 例と最も多くを占めていた。また鼻閉以外に、鼻の違和感 10 例、マスクを装用すると

マスク関連(81例)		機器関連(6例)	
鼻閉	19(23.4%)	空気圧の不快感	4(66.7%)
鼻の違和感	10(12.3%)	機会の音がうるさい	2(33.3%)
装用すると眠れない	10(12.3%)	その他(50例)	
口腔内乾燥感	8(9.9%)	眠気がなくなった	9(18.0%)
装用すると息苦しい	8(9.9%)	経済的理由	6(12.0%)
鼻の痛み	7(8.6%)	他病治療	6(12.0%)
鼻漏	7(8.6%)	出張が多い	4(8.0%)
鼻の掻痒感	4(4.9%)	地震の影響	4(8.0%)
咳	4(4.9%)	効果がない	4(8.0%)
咽頭痛	3(3.7%)	多忙	3(6.0%)
面倒	2(2.5%)	手術希望	3(6.0%)
流涙	1(1.2%)	頭痛	2(4.0%)
		癌による体重減少	2(4.0%)
→ 鼻に起因するもの:		電源がない	1(2.0%)
55例(67.9%)		原因不明	1(2.0%)

表2　CPAP離脱理由

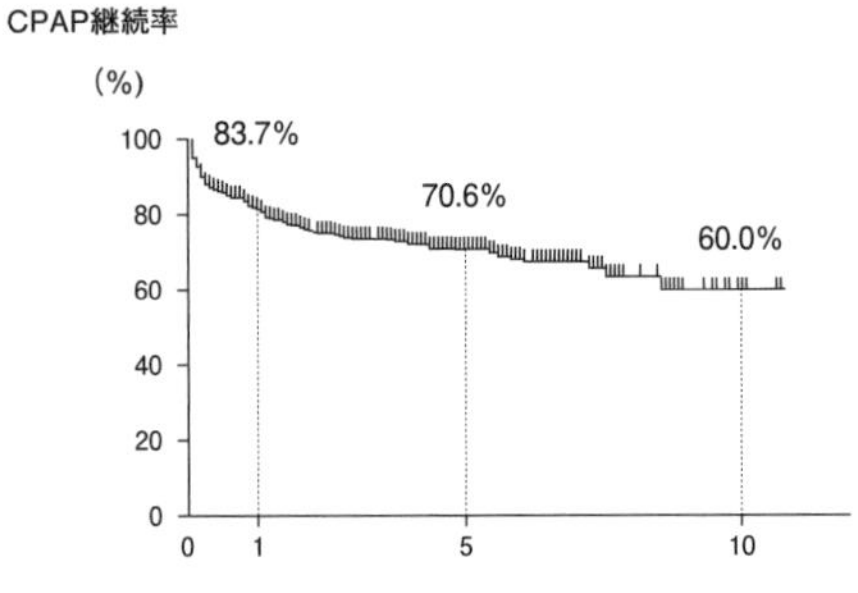

図3　全症例でのauto CPAP継続率
全体の継続率は1年後で83.7%、5年後で70.6%、10年後で60.0%であった。

息苦しい8例、鼻の痛み7例、鼻漏7例、鼻の掻痒感4例などマスクが原因であった症例81例のうち55例(67.9%)が鼻に起因するものであった。

CPAP機械本体によるものは6例であった。その他が50例であった。このうち9例は眠気がなくなったため、8例は経済的理由であった。また2016年の熊本地震により被災され避難所や車中泊のため中断された4症例を認めた。1例であったが、長距離バスの運転に就労していた症例が、夜間電源がないために使用できなく中断していた。

下甲介粘膜焼灼術(両側)	17例
下甲介粘膜焼灼術(片側)	13例
鼻甲介切除術(高周波電気凝固法)(片側)	3例
下甲介粘膜焼灼術(両側) +鼻甲介切除術(高周波電気凝固法)(片側)	3例
鼻甲介切除術(高周波電気凝固法)(両側) +下甲介粘膜焼灼術(両側)	5例
内視鏡下鼻副鼻腔手術Ⅰ型(片側)	1例
内視鏡下鼻副鼻腔手術Ⅰ型(両側)	3例
内視鏡下鼻副鼻腔手術Ⅰ型(片側)+下甲介粘膜焼灼術(片側)	1例
鼻甲介切除術(高周波電気凝固法)(両側) +下甲介粘膜焼灼術(片側)	1例

表3　当院で施行した鼻閉改善手術

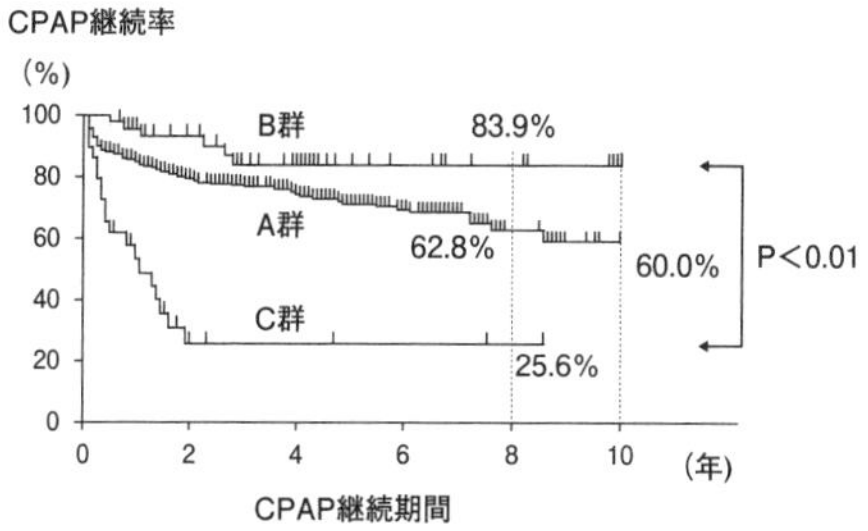

図4　鼻閉改善手術によるauto CPAP継続率
A群:鼻閉なし症例　422例、B群:鼻閉あり(鼻閉改善手術施行症例)　47例、C群:鼻閉あり(鼻閉改善手術未施行症例)　29例

5）当院で施行した鼻閉改善手術について

当院では**表3**のごとく、鼻閉改善手術として、日帰りで、局所麻酔下の手術を施行した。炭酸ガスレーザーによる下甲介粘膜焼灼術、鼻甲介切除術（高周波凝固法）、内視鏡下鼻副鼻腔手術Ⅰ型を施行し、一部の症例ではこれらを併用しておこなった。

6）鼻閉改善手術による auto CPAP 継続率

図4のごとく8年後の継続率はA群で62.8%、B群83.9%で、C群で25.9%であった。B群とC群を Wilcoxon 検定にて比較を行った。鼻閉を自覚している症例において鼻閉改善手術を施行したB群と鼻閉を

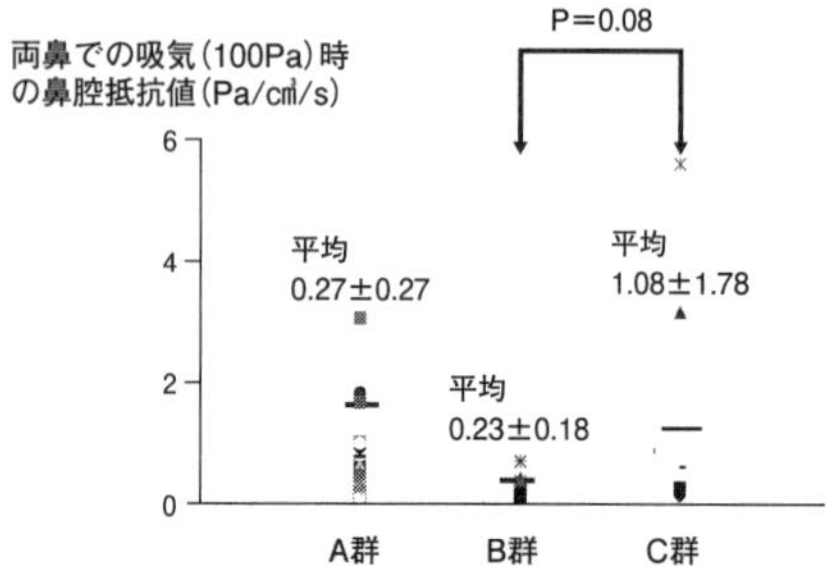

図5　auto CPAP継続例における鼻閉改善手術の有無による鼻腔通気度

A群:鼻閉なし症例、B群:鼻閉あり(鼻閉改善手術施行症例、術後)、C群:鼻閉あり(鼻閉改善手術未施行症例)

自覚しているが手術を受けなかったC群を比較検討したところ、B群において有意差をもってCPAP継続率が高値であった(p<0.01)。

7) auto CPAP継続例における鼻閉改善手術の有無による鼻腔通気度

図5のごとく吸気時の100Pa時の鼻腔通気度はA群において0.27±0.27 (Pa/cm³/s) であった。B群では0.23±0.18 (Pa/cm³/s) であった。C群では1.08±1.78 (Pa/cm³/s) であった。有意差はなかったもののB群がC群と比較し、鼻腔通気度が良好な傾向にあった。

考察

当院での全症例でのCPAP継続率は1年後で83.7%、5年後で70.6%、10年後で60.0%であった。他施設では50-90%と報告されていた。他の報告では1年継続率は鼻呼吸の症例で71%、口呼吸の症例で30%とされている。当院での継続率はやや良好であると考えられた。

CPAP中止の原因は、他の施設からの報告と同様にマスクに起因する鼻症状が多かった(**表2**)。CPAP継続率を高めるにはマスク使用中の鼻症状をいかに改善させるかが重要であると考えた。そのため鼻閉の改善手術について着目し、解析をすると8年後のCPAP継続率はB群つまり、鼻閉改善手術施行群(47症例)では83.9%、このような手術適応があるにも拘らず手術を希望されなかったC群手術未施行群(29症例)では25.6%と有意差をもって手術施行群でCPAP継続率が延長していた(**図4**)。その背景因子をみると、BMIについては日本肥満

学会の基準を用いると、25以上30未満を1度肥満とされており、全症例、A群、B群、C群とも1度肥満であり、各群間に差はなかった。今回の対象症例の平均年齢についても、全症例、A群では59.1 ± 14.0歳、B群では54.8 ± 13.8歳、C群では58.0 ± 15.7歳であり各群間に差はなかった。男女比に関しては、全症例においては約4：1であった。CPAP症例において同程度で男性が多いことは他施設の報告と一致していた。鼻閉の自覚がないA群では約3：1でありこれまでのOSA症例の報告とほぼ一致していた。一方、手術施行例では26：1と男性の比率が高かったがこの比率はOSAに対して鼻閉が強くCPAPの使用時間、使用日数が十分でない27症例に対して下甲介粘膜焼灼術を施行した報告と同様であった。B群つまり、鼻閉改善手術施行群（47症例）では83.9%でA群と比較して継続率も高いので適切に鼻閉をマネージメントすることで全体としての継続率がこれまでの研究と比較して高くなった可能性がある。

鼻閉を訴え、臨床所見として下甲介粘膜肥厚や鼻茸をみとめた症例に対しては鼻閉改善手術を基本的に施行した。他施設ではCPAP不耐症例に鼻手術を行い鼻腔通気度、CPAP至適圧の有意な低下および、CPAP継続率が有意に延長したことが報告されている。手術の内容に関しては、当院には入院施設がないため、**表3**のごとく炭酸ガスレーザーを使用した下甲介粘膜焼灼樹が殆どをしめていた。同手術の鼻症状に対する効果としては、術後2ヶ月目の有効率（両側施行例）は鼻閉85%、鼻汁72.7%、くしゃみ78.9%であったと報告されている。また同手術のみでも鼻腔通気度が有意に改善し、CPAPが使用できなかった症例おいて使用可能となった場合があり、また術後CPAPの使用時間、使用日数とも増加したことが報告されている。このため低侵襲である下甲介粘膜焼灼術を鼻閉のみを自覚し、臨床所見として下甲介粘膜肥厚を認めている症例に対しては第一選択として施行した。術直後からCPAPが使用可能となるように、当院では通常片鼻のみの手術からを

すすめている。多忙のため複数回にわけて手術を受けるのが困難な症例においては下甲介粘膜焼灼術（両側）を施行している。鼻閉を自覚し臨床所見でも下甲介粘膜肥厚や鼻茸を認めている症例に対して、鼻閉改善手術を施行した群（B 群）で CPAP 継続率が延長できた原因としては、まず鼻閉改善手術施行例では、鼻閉改善手術未施行例と比較し、鼻腔通気度が、有意差はなかったもの良好な傾向 **(図 5)** にあったためと考えた。さらに手術による鼻閉改善手術によるのみではなく、CPAP を使用することによる有効性を理解し、CPAP を続けたいという意欲が強い症例が、手術を積極的に希望されたことも CPAP 継続率が延長した要因であると考えた。今回の報告の問題点として、手術適応については鼻腔通気度などの客観的指標を用いていなかった。Nakata らは両側鼻腔通気度で 0.38Pa/㎤ /sec 以上の場合は鼻閉に対して手術を選択すべきと報告している。今後の手術適応の指標としていきたいと考えている。手術方法の選択としては下甲介粘膜のもつ輸送能力の低下、粘膜面への痂皮付着、粘膜の萎縮を起こさないことが重要であり、このためには粘膜下下甲介骨切除術の優位性が報告されている。現在我々が主に施行している下甲介粘膜レーザー焼灼術や、電気凝固法では粘膜面への将来的な合併症をきたす可能性があり今後手術方法を改めていくべきと考えた。

このように鼻症状に応じて、CPAP 継続率を高めるためには鼻閉の管理手段としての鼻閉改善手術があることを患者に説明し、希望があれば積極的に施行すべきであると考えられた。また CPAP を継続する必要性の説明を丁寧に行うことで、鼻閉の自覚があり、臨床所見でも下甲介粘膜の肥厚があるにも拘らず、鼻閉改善手術を受けなかった症例に対し、手術を受けてもらえるような意識をもたせることが必要であることであると考えられた。また鼻閉やマスクに関する以外の CPAP 離脱症例が少数認められた。出張が多く CPAP を中断した症例、地震により電源がないために中断した症例、長距離バスの運転手で電源がないために使用を中断した症例があった。機器の進化によりかなり小さく、

持ち運びしやすい機種やバッテリーにて睡眠時間稼働できるCPAPも発売されている。症例の状況にあった新しい機種の情報を常に入手し、CPAP使用症例に提供していくことも、CPAP継続のために重要であると考えた。

本論文の要旨は第34回日耳鼻九州連合地方部会学術講演会にて発表した。

利益相反に該当する事項はない。

炭酸ガスレーザーによる短期治療成績

薬の効かない通年性アレルギー性鼻炎に対する有効性

松吉秀武・後藤英功

はじめに

アレルギー性鼻炎に対しては薬物療法、減感作療法、外科療法などが挙げられる。保存的治療に対して難治な場合や、保存的治療の継続が困難な症例に対しては外科療法が選択されている。レーザー治療は外科治療のうち外来にて施行可能な方法であり、炭酸ガスレーザー、半導体レーザー、YAG レーザーなどが臨床的に使用されている。このうち、レーザー機器の操作性、価格、術後副反応の少なさから、外来手術としては炭酸ガスレーザーが最も普及しており、有効性、安全性についてもほぼ確立されている。炭酸ガスレーザーではレーザー光の組織深達度が0.5㎜以下であるため、大部分のエネルギーが表面から 0.1 ～ 0.2㎜の粘膜表面にて吸収される。このため深部組織を傷つける危険性が少ないという安全性がある。この一方、パワーが弱く 1 回の焼灼では不十分であることもある。有効率としては鼻閉 90%、鼻汁 85%、くしゃみ 70%と報告されている。今回当院において薬剤無効の通年性アレルギー性鼻炎症例に対して炭酸ガスレーザーによる下甲介粘膜焼灼術を行った症例について同時に一側のみ焼灼術を行った場合と、両側を行った場合との比較を中心に成績の検討を行った。

対象と方法

2009 年 5 月～ 2010 年 3 月にかけて当院を受診し、薬剤無効の通年性アレルギー性鼻炎と診断した 45 例を対象とした。鼻中隔彎曲のある症例は除外した。外来にて局所麻酔下に鼻内内視鏡下レーザー手術を施行した。麻酔は鼻処置を十分に行った後に 4%キシロカイン・5,000 倍

(点)	0	1	2	3
鼻閉	なし	口呼吸はないが鼻閉はある	鼻閉強く口呼吸がときどきある	鼻閉が非常に強く口呼吸がかなりある
1日鼻かみ回数	0回	1〜5回	6〜10回	11回以上
くしゃみ発作回数	0回	1〜5回	6〜10回	11回以上

	全く症状なし 0点	全く耐えられない、100点
鼻閉		
鼻汁		
くしゃみ		

図1　鼻症状スコア(術前)

術前の鼻閉、鼻かみ回数、くしゃみ発作回数のアンケート結果をスコア化した。鼻閉、鼻汁、くしゃみに関してはVAS score (0 〜 100)を併用し、評価した。

(点)	0	1	2	3
鼻閉	なし	口呼吸はないが鼻閉はある	鼻閉強く口呼吸がときどきある	鼻閉が非常に強く口呼吸がかなりある
1日鼻かみ回数	0回	1〜5回	6〜10回	11回以上
くしゃみ発作回数	0回	1〜5回	6〜10回	11回以上

	全く症状なし 0点	全く耐えられない 100点
鼻閉		
鼻汁		
くしゃみ		

鼻の総合評価(非常に良くなった・良くなった・少し良くなった・不変・悪化)

図2　鼻症状スコア(術後2か月)

術後2か月目の鼻閉、鼻かみ回数、くしゃみ発作回数のアンケート結果をスコア化した。鼻閉、鼻汁、くしゃみに関してはVAS score (0 〜 100)を併用し、評価した。鼻の総合的な症状に関するアンケートを記載してもらった。

	一側施行例(21例)	両側施行例(20例)
有効率	71.4%(15例)	85.0%(17例)
治癒率	14.3(3)	40.0(8)
無効率	23.8(5)	14.3(3)
悪化率	4.8(1)	0.0

表1　術後2か月目の鼻閉の症状スコアの変化
一側施行例での有効率は71.4%、治癒率は14.3%あった。両側施行例の有効率は85%、治癒率は40%であった。

ボスミンガーゼにて20分間の鼻内表面麻酔を行った。レーザーはNIIC社製LASERY15Zを使用した。スーパーパルスモードにて、レーザー出力は6Wで、照射時間は0.3秒に設定した。照射プローブは斜め45度照射を使用した。硬性内視鏡を用いて下甲介後端を含めた下甲介全体と、中甲介前端を焼灼した。

全45症例中、症例の希望により一側のみ照射を行ったものが23例、両側に行ったものが22例であった。両群において鼻内所見に違いはなかった。また両群の間で術前のVASスコアを比較したところ鼻閉、鼻汁、くしゃみに重症度の差はなかった。

評価方法

小宅らの報告に従い、鼻閉・鼻汁・くしゃみについて術前（**図1**）と術後2か月後（**図2**）に行った。術前後のアンケート結果は症状ごとにスコア化（0、1、2、3点）して評価した。鼻閉、鼻汁、くしゃみに関してはvisual analogue scale（VAS）score（0～100）も併用し、評価した。VASの0は、全く症状なしとしVASの100は全く耐えられないほどの鼻閉、鼻汁、くしゃみとした。また症状スコアが低下した場合を有効とした。また症状が消失した場合を治癒とした。術後2か月目に鼻の総合的な症状に関するアンケート（非常に良くなった・良くなった・少し良くなった・不変・悪化）を記載してもらった。

統計学的検討にはWilcoxonの符号付順位検定を用いた。p値が0.05以下のとき、統計学的に有意とした。

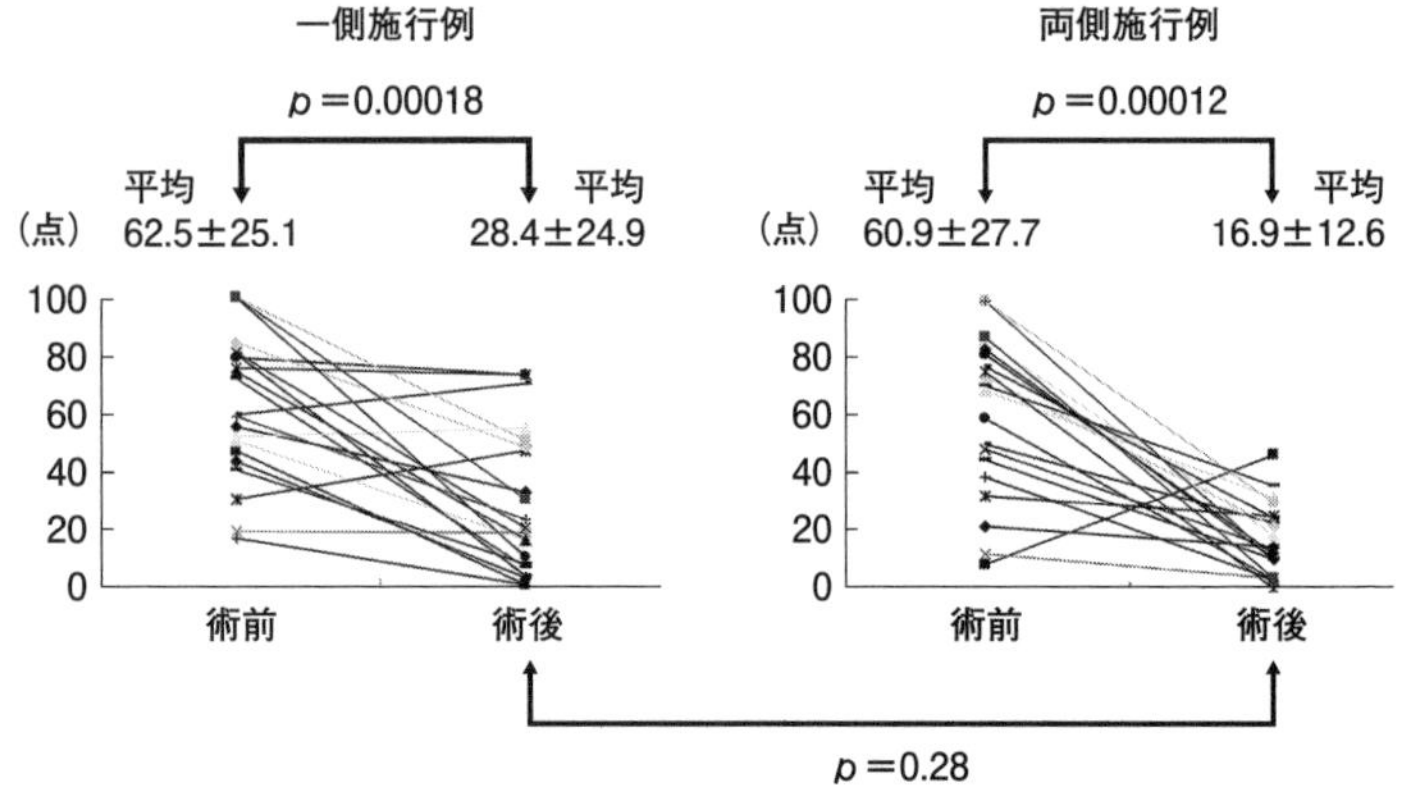

図3　鼻閉の術前と術後2か月のVASスコア

一側施行例では、術前で平均62.5±25.1点、術後で平均28.4±24.9点であり、有意差をもってVASスコアは減少していた。両側施行例では、術前で平均60.9±27.7点、術後で平均16.9±12.6点であり、有意差をもってVASスコアは減少していた。術後のVASスコアを比較したところ、両側施行例のほうが、一側施行例よりもVASスコアが改善している傾向にあった（p=0.28）。

結果

1. 鼻閉について（表1）

対象症例のうち鼻閉の自覚がなかった症例は4例であり、自覚していたのは41症例であった。このうち一側のみ治療を行った症例は21例、両側行った症例は20例であった。一側、両側施行例での治療成績の内訳は以下のごとくであった。

1）一側施行例

対象21症例中、有効率は71.4％（15例）、治癒率は14.3％（3例）であった。無効は5例、悪化が1例であった。

2）両側施行例

対象20症例中、有効率は85％（17例）、治癒率は40％（8例）であった。無効は3例、悪化例はなかった。

3）VASスコアによる評価（**図3**）

	一側施行例（22例）	両側施行例（22例）
有効率	63.6%（14例）	72.7%（16例）
治癒率	9.1（2）	22.7（5）
無効率	36.4（8）	18.2（4）
悪化率	0.0	9.1（2）

表2　術後2か月目の鼻汁の症状スコアの変化
一側施行例での有効率は62.6%、治癒率は9.1%あった。両側施行例の有効率は72.7%、治癒率は22.7%であった。

一側施行例では、VASスコアは術前で平均62.5±25.1点、術後で平均28.4±24.9点であり、有意差をもってVASスコアは減少していた。両側施行例では、VASスコアは術前で平均60.9±27.7点、術後で平均16.9±12.6点であり、有意差をもってVASスコアは減少していた。術後のVASスコアを比較したところ、有意差はみとめないものの、両側施行例のほうが、一側施行例よりもVASスコアが低くかった（p = 0.28）。

2. 鼻汁について（表2）

対象症例のうち鼻汁の自覚がなかった症例は1例であり、自覚して

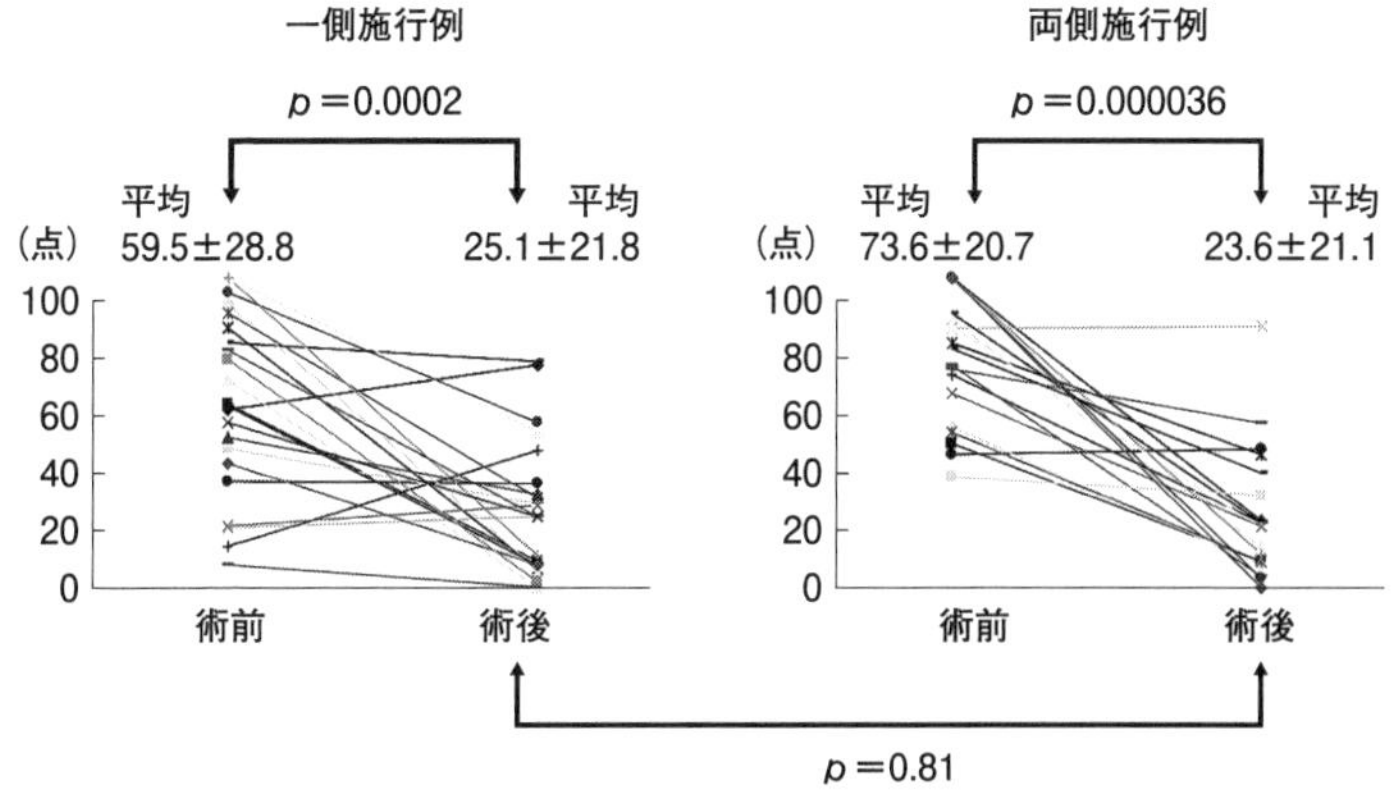

図4　鼻汁の術前と術後2か月のVASスコア
一側施行例では、術前で平均59.5±28.8点、術後で平均25.1±21.8点であり、有意差をもってVASスコアは減少していた。両側施行例では、術前で平均73.6±20.7点、術後で平均23.6±21.1点であり、有意差をもってVASスコアは減少していた。術後のVASスコアを比較したところ、一側施行例と両側施行例とはほとんど差はなかった（p=0.81）。

	一側施行例(21例)	両側施行例(19例)
有効率	71.4%(15例)	78.9%(16例)
治癒率	57.1(12)	15.8(3)
無効率	28.6(6)	21.1(4)
悪化率	0.0	0.0

表3　術後2か月目のくしゃみの症状スコアの変化
一側施行例での有効率は71.4%、治癒率は57.1%あった。両側施行例の有効率は78.9%、治癒率は15.8%であった。

いたのは44症例であった。このうち一側のみ治療を行った症例は22例、両側行った症例は22例であった。一側、両側施行例での治療成績の内訳は以下のごとくであった。

1）一側施行例

対象22症例中、有効率は62.6%（14例）、治癒率は9.1%（2例）であった。無効は8例、悪化例はなかった。

2）両側施行例

対象22症例中、有効率は72.7%（16例）、治癒率は22.7%（5例）であった。無効は4例、悪化を2例であった。

3）VASスコアによる評価（図4）

一側施行例では、VASスコアは術前で平均59.5±28.8点、術後で平均25.1±21.8点であり、有意差をもってVASスコアは減少していた。両側施行例では、VASスコアは術前で平均73.6±20.7点、術後で平均23.6±21.1点であり、有意差をもってVASスコアは減少していた。術後のVASスコアを比較したところ、一側施行例と両側施行例とはほとんど差はなかった（p = 0.81）。

3. くしゃみについて（表3）

対象症例のうちくしゃみの自覚がなかった症例は5例であり、くしゃみを自覚していたのは40症例であった。このうち一側のみ治療を行った症例は21例、両側行った症例は19例であった。一側、両側施行例での治療成績の内訳は以下のごとくであった。

1）一側施行例

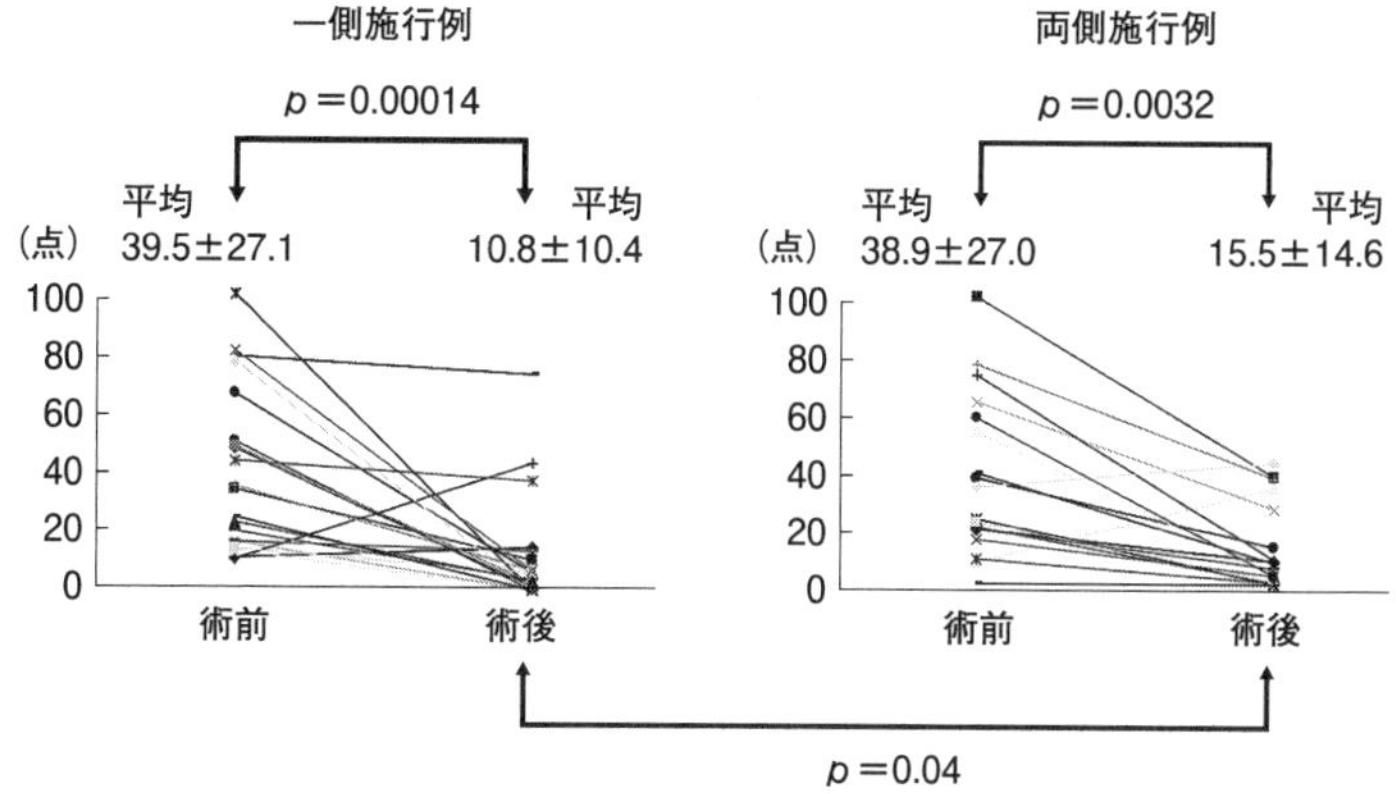

図5　くしゃみの術前と術後2か月のVASスコア

一側施行例では、術前で平均39.5±27.1点、術後で平均10.8±10.4点であり、有意差をもってVASスコアは減少していた。両側施行例では、術前で平均38.9±27.0点、術後で平均15.5±14.6点であり、有意差をもってVASスコアは減少していた。術後のVASスコアを比較したところ、一側施行例のほうが有意差をもって両側施行例よりもVASスコアが改善していた（p=0.04）。

対象21症例中、有効率は71.4％（15例）、治癒率は57.1％（12例）、無効は6例、悪化例はなかった。

2）両側施行例

対象19症例中、有効率は78.9％（16例）、治癒率は15.8％（3例）、無効は4例、悪化例はなかった。

3）VASスコアによる評価（図5）

一側施行例では、VASスコアは術前で平均39.5±27.1点、術後で平均10.8±10.4点であり、有意差をもってVASスコアは減少していた。両側施行例では、VASスコアは術前で平均38.9±27.0点、術後で平均15.5±14.6点であり、有意差をもってVASスコアは減少していた。術後のVASスコアを比較したところ、一側施行例のほうが有意差をもって両側施行例よりもVASスコアが改善していた（p＝0.04）。

4. 術後の鼻症状についての総合評価（図6）

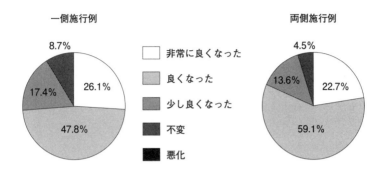

図6　術後の鼻症状についての総合評価
一側施行例では、少し良くなった以上の改善を自覚された症例は91.3%であった。両側施行例では、少し良くなった以上の改善を自覚された症例は95.5%であった。

一側施行例では、非常に良くなったが26.1%、良くなったが47.8%、少し良くなったが17.4%、不変が8.7%、悪化はなかった。少し良くなった以上の改善を自覚された症例は91.3%であった。両側施行例では、非常に良くなったが22.7%、良くなったが59.1%、少し良くなったが13.6%、不変が4.5%、悪化はなかった。少し良くなった以上の改善を自覚された症例は95.5%であった。

考察

今回、薬剤無効の通年性アレルギー性鼻炎症例に対して炭酸ガスレーザーによる下甲介粘膜焼灼術を行い、一側のみ焼灼術を行った場合と、両側を行った場合との成績の検討を行った。他施設における炭酸ガスレーザーによる治療後1～2か月の短期成績では有効率は60～80%とされている。また症状別のアレルギー性鼻炎に対する炭酸ガスレーザーの有効率としては鼻閉90%、鼻汁85%、くしゃみ70%と報告されている。両側施行例での当院で成績（鼻閉85%、鼻汁72.7%、くしゃみ78.9%）と比較すると、ほぼ同等であり、満足できる成績であった。ただし今回の報告は術後2か月目の短期間での成績であり、今後長期的な

評価が必要であると考えた。鼻アレルギーに対するレーザー治療に関して一側施行例と両側施行例との比較を行った報告は少なく、KTP/532レーザーを用いた治療成績比較では術後1か月の有効率は、両側施行例で81%（33例)、片側例で65%（31例）であった。この報告についてでは鼻アレルギーの症状別の検討はなされていない。今回の検討では、有効率については鼻閉では一側例が71.4%、両側施行例が85%であった。鼻閉についての術後のVASスコアを比較すると一側施行例が平均28.4±24.9点、両側施行例が平均16.9±12.6点と有意差はないものの両側施行例にVASスコアが改善する傾向にあった（p=0.28)。このように症状スコアとVASスコアを比較すると鼻閉が強い症例については両側の手術を施行すべきであると考えた。鼻汁についての有効率は一側施行例にて63.6%、両側施行例72.7%であった。鼻汁についての術後のVASスコアを比較すると一側施行例が平均25.1±21.8点、両側施行例が平均23.6±21.1点と有意差はなかった（p=0.81)。このように症状スコアとVASスコアを比較すると鼻汁が強い症例については一側のレーザー焼灼施行でも効果は十分ではないかと考えた。くしゃみについての有効率は一側施行例にて71.4%、両側施行例78.9%であった。くしゃみについての術後のVASスコアを比較すると一側施行例が平均10.8±10.4点、両側施行例が平均15.5±14.6点と、逆説的であるが、くしゃみについては一側施行例が、両側施行例と比較し、有意差をもって改善していた(p=0.04)。一側施行例の方のVASスコアが改善していた原因については、今回の検討が術後2か月という短期間での評価のため、両側施行例のほうが術後の粘膜炎の影響が長く残存したためでなないかと推察している。症状スコアとVASスコアを比較すると、くしゃみが強い症例についても鼻汁が強い症例と同様に一側の手術でも効果は十分ではないかと考えた。

くしゃみ、鼻汁については一側施行のみでも、両側施行例と比較し同程度の治療成績を得ることができた。この要因について考察した。抗原

誘発時にみられるくしゃみ、鼻汁の大部分は神経反射を介するものであり、コカインによる鼻粘膜知覚遮断により、くしゃみは消失し、一側鼻粘膜抗原誘発時にみられる誘発側および反対側鼻汁分泌は著明に抑制されたと報告されている。このように神経反射を介して誘発されるくしゃみ、鼻汁については、この神経反射経路を一部でも遮断することで、十分抑制されるのではないかと考えた。また下甲介後端への十分な照射は分泌神経の神経変性が期待できることから、鼻閉のみならず鼻汁分泌抑制にも重要と報告されている。今回、内視鏡下に十分に下甲介後端の焼灼を行った。このため一側焼灼でも両側焼灼とほぼ同程度の治療効果が得られた原因ではないかと考えた。

今回、炭酸ガスレーザー治療後の長期予後についての検討は行っていない。炭酸ガスレーザー治療後の長期予後についてはまだ十分とはいえない。白崎はハウスダストが主要原因抗原となっている症例については減感作療法を行った群ではレーザー照射後の再燃の予防ができたと報告している。通年性アレルギー性鼻炎におけるレーザー治療後の症状再燃の予防には減感作療法との併用などを検討することが必要であると考えた。

アレルギー性鼻炎に対する炭酸ガスレーザーによる下甲介粘膜焼灼術は、日帰りで可能な低侵襲手術である。短期成績では十分な治療効果を認めている。今回の検討によって、症例の主訴によっては一側手術でも十分な効果を発揮できることが検証できた。両側手術を行うとほとんどの症例にて術後一過性の強い鼻閉が発症することを考慮すると、今後症状に応じては一側の手術を検討すべきであると考えた。

まとめ

(1) 当院での通年性アレルギー性鼻炎に対する炭酸ガスレーザーによる下甲介粘膜焼灼術施行例の術後２か月目の有効率（両側施行例）は鼻閉 85%、鼻汁 72.7%、くしゃみ 78.9%であった。他報告と比較し、ほぼ同程度の治療成績であった。

(2) 鼻閉が主訴の通年性アレルギー性鼻炎症例については下甲介粘膜焼灼術を両側施行すべきと考えた。また鼻汁、くしゃみが主訴の症例については一側のみの治療でも有効であると考えられた。

本論文の要旨は平成22年度日耳鼻咽喉科学会熊本県地方部会冬期学術講演会（熊本）において口演した。

CPAP《シーパップ》治療《ちりょう》がよくわかる本《ほん》

2023年6月19日　初版第1刷

著　者……………………………松吉秀武《まつよしひでたけ》
発行者……………………………松島一樹
発行所……………………………現代書林
〒162-0053　東京都新宿区原町3-61　桂ビル
TEL／代表 03(3205)8384
振替／00140-7-42905
http：//www.gendaishorin.co.jp/
カバーデザイン…………………吉崎広明（ベルソグラフィック）
カバーイラスト…………………にしだきょうこ（ベルソグラフィック）
編集協力…………………………有限会社　桃青社

印刷・製本：(株) シナノパブリッシングプレス
乱丁・落丁本はお取り替えいたします

定価はカバーに
表示してあります

ISBN978-4-7745-1981-4　C0047